Psychological Scales for Nursing
Practitioners and Researchers:
What to Choose and How to Use

看護に活かす
心理尺度

●その選び方・使い方

久田 満・北 素子・谷口千絵 著
Mitsuru Hisata, Motoko Kita, & Chie Taniguchi

ナカニシヤ出版

はじめに

　近年，わが国においても看護介入の効果を測定する指標として，あるいはまた患者のニーズを把握したりリスクを予測する指標として，数多くの，そしてさまざまな測定尺度が開発されています。信頼性や妥当性の高い尺度を作るために，多くの尺度開発研究者が多大な労力と時間を費やしていますが，そうして生み出された尺度は，看護実践の中でどのように活用されているでしょうか，あるいは活用されうるのでしょうか。

　現在，尺度開発についての関連書籍には，尺度の開発方法を紹介するものやいわゆる「尺度集」のようなものがすでに多く存在しますが，本書は実践における尺度の〈活用〉という視点にこだわって書かれているのが特徴です。本書であつかう尺度（scale）は，主として自己報告の形式をもった測定手段です。体温や血圧，心拍数というような生理学的側面や身長や体重などの身体的側面以外の側面で，看護が対象とする人々の感情，意欲，行動等，心理的側面を捉えるための道具です。看護実践で尺度を使いたい人に向けて，日本の看護学領域で開発されてきた尺度の中から対象の発達段階領域別に優れた尺度を紹介しつつ，尺度の活用方法についてわかりやすく説明することを目的としています。

　内容は 2 部構成となっています。第 1 部は，尺度の作成と活用法です。尺度は何かを「測る」ものさしですが，看護実践の場で「測る」ということにはどのような意味があるのでしょうか。看護実践の場で「不安」や「痛み」のように物質的な実体をもたないものを測ろうとする場合，どうやって測ればよいのでしょうか。この測定の「なぜ」と「どうやって」を解説します。また，心を測る道具である心理尺度の良し悪しを判断する基準は何か，そしてそれをどのようにみて判断するのかについての基礎知識として，尺度がどのような手順で作られているのかについても概説します。さらに看護実践における心理尺度の具体的な活用目的や活用するうえでの使用者（ユーザー）の責任，知っておくべき用語，最低限の統計的知識をわかりやすく説明します。第 1 部の終わりには，実際に尺度を具体的な実践現場で活用するうえでの具体的工夫，マナーや礼儀，個人情報の保護やデータの管理等を含む活用上の倫理的配慮についても触れます。

　第 2 部は，日本の看護学領域で開発されている尺度を取り上げます。母性看護学領域，小児看護学領域，成人看護学領域，老年看護学領域で開発されてきた尺度について，「使う」という視点から紹介していきます。領域ごとにその領域における尺度開発の傾向を概説した後で，代表的な尺度を 1 つ挙げて紹介し，活用例を具体的な事例に当てはめて提案するという形になっています。領域ごとの尺度紹介の最後には，各領域で開発されている尺度を紹介した論文をリストアップしました。巻末には資料として，私たちが集め，検討してきた 1982 年から 2013 年までの看護学領域で活用可能性のある尺度に関する 388 文献を掲載しました。

　本書は，私たち 3 人の著者の共同作業によるものです。私たちが立ち上げた「看護における尺度開発研究会」での 12 年に及ぶ真剣かつ熱いディスカッションから生まれました。谷口と北が 2003 年にこの研究会を立ち上げ，〈尺度の活用〉という視点から，看護学領域で

開発された尺度にはどのようなものがあるのかということや，その信頼性・妥当性の検討状況，臨床への適用可能性について文献を集めて読み込み，検討するという作業を始めたのがはじまりです。翌年からは，心理学者であり尺度開発に詳しい久田が加わり活動の幅を広げてゆきました。

　活動の成果としてまず，2003年8月に福島で開催された第5回 International Nursing Research Conference において，'Trend of scales/questionnaires development in nursing in Japan' というテーマで発表しました。これは1983年から2003年までの日本の看護学およびその関連領域における尺度開発の動向をまとめたものでした。その後2006年までに，'尺度の利用可能性についての検討'，'看護職を対象として開発された尺度についての検討'，'2003年から2005年までの尺度開発の傾向'，'日本の母性看護学における尺度開発の動向'，'日本の老年看護学における尺度開発の動向' について関連学会で報告しました。

　このような研究活動と同時に，私たち自身の研鑽を深めるために心理測定学のエキスパートをお招きし，尺度開発に関するトピックスについての勉強会も開催しました。2006年には，上智大学心理学科の廣瀬英子先生に「項目反応理論（項目応答理論　Item Response Theory）について」というテーマで，また2007年には，早稲田大学人間科学学術院の安田節之先生（現，法政大学）に「Confirmatory Factor Analysis のしくみと応用」というテーマでご教授いただきました。

　これまでの活動から私たちは，看護学領域では尺度の多くが研究という枠組みを超えて，看護ケアに結びつけるという実践的必要性に動機づけられて開発されていることを再確認しました。また，たとえば，在宅療養する乳がん患者のQOLを測定するといった，社会的背景や文化，疾患や症状，発達段階に限定的な尺度，すなわち，より具体的な場面で具体的な対象の特性を測定するというニーズに答える尺度が多く開発されていることも確認しました。しかし臨床を広く見渡すと，これらの尺度の実践的な活用は十分に行われているとは言い難い状況があるように思われます。それはなぜでしょうか。その尺度自体が知られていないということもあるでしょうが，数多くの尺度の中から使用者（ユーザー）がどのようなものを，どのような基準で選んだらよいのかという手掛かりが実践家向けにわかりやすく解説されてこなかったということもあるではないでしょうか。皆さんの手元に届けられるこの本が，大きな努力と熱意のもとに開発されてきた，そして今も開発され続けている尺度の看護実践現場での活用に役立つものであることを私たちは願っております。なお，本書の出版に際し，2014年度上智大学個人研究成果発信奨励費による援助を受けました。記して御礼申し上げます。

　最後になりましたが，本書の刊行に至るまでの長い長い道のりを一緒に歩きながら多大なるご支援とご尽力を賜った株式会社ナカニシヤ出版編集部の宍倉由髙様，膨大なエネルギーを費やして尺度を開発された看護研究者の皆様，とりわけ本書への掲載を快く許可してくださった江本リナ様，本庄恵子様，橋本栄里子様，飯岡由紀子様，小松浩子様，麻生武志様，久保田俊郎様に心をこめて感謝申し上げます。

2015年3月

著者を代表して　北　素子

目　　次

はじめに　*i*

第1部：尺度の作成と活用法　1

第1章　看護実践と測定　…………………………………………………… 3
　　1　「看護の温かさ」は体温計では測れない　*3*
　　2　人はなぜ測るのか　*4*
　　3　実体のないものをどうやって測るのか　*4*

第2章　看護と心理尺度　…………………………………………………… 7
　　1　看護の中の心理的要素　*7*
　　2　良い尺度，悪い尺度　*9*
　　　　1. 信頼性とは　*9*
　　　　2. 信頼性の評価方法　*10*
　　　　3. 妥当性とは　*11*
　　　　4. 妥当性の評価方法　*13*
　　3　因子分析と下位尺度　*14*
　　4　尺度作成の手順　*15*
　　5　心理尺度の使い方　*17*
　　　　1. 使用目的　*17*
　　　　2. 測定と倫理　*18*

第2部：日本の看護学領域で開発されている尺度　21

第3章　母性看護学領域における尺度　………………………………… 23
　　1　どのような尺度が作られているのか　*23*
　　2　尺度の使い方　*25*
　　3　代表的な尺度と活用例　*26*
　　　　1. 尺度の紹介　*26*
　　　　2. たとえばこんな使い方　*28*

第4章　小児看護学領域における尺度 ………………………………… 31

　　1　どのような尺度が作られているのか　*31*
　　2　尺度の使い方　*32*
　　3　代表的な尺度と活用例　*32*
　　　　1. 尺度の紹介　*32*
　　　　2. たとえばこんな使い方　*34*

第5章　成人看護学領域における尺度 ………………………………… 37

　　1　どのような尺度が作られているのか　*37*
　　2　尺度の使い方　*38*
　　3　代表的な尺度と活用例　*39*
　　　　1. 尺度の紹介　*39*
　　　　2. たとえばこんな使い方　*41*

第6章　老年看護学領域における尺度 ………………………………… 45

　　1　どのような尺度が作られているのか　*45*
　　2　尺度の使い方　*46*
　　3　代表的な尺度と活用例　*47*
　　　　1. 尺度の紹介　*47*
　　　　2. たとえばこんな使い方　*48*

おわりに　*51*

索　　引　*57*

資　　料：1982年から2013年までの看護領域で使用の可能性のある尺度に関する
　　　　　文献リスト　*60*

第1部

尺度の作成と活用法

第1章 看護実践と測定

❶ 「看護の温かさ」は体温計では測れない

　去る2013年2月，石川県金沢市で第27回日本がん看護学会が開催されました。全国から4,000人もの看護職が集まったそうです（週刊医学界新聞第3020号）。そして，その学会のテーマは「未来と希望を拓く温もりのあるがん看護」でした。患者さんに提供される看護の性質を表す言葉として，しばしば「温かい」とか「冷たい」といった温度を形容する表現が用いられます。直感的には理解できる表現であっても，改めて考えてみると，その「温もり」とは何を意味するのでしょうか。「温もり」が有るとか無いとか，ちょうど良いとか足りないとか，誰がどのようにして判断するのでしょうか。

　看護の実践では，このような実体のないものを扱うことが少なくありません。たとえば「不安」もそうでしょう。「あの患者さん，かなり不安そうですが……」とか「あの人，新人ナースなのに，あまり不安そうじゃないよね」とか。実は，患者や看護師の「不安」は測れるのです。言い換えれば，数値として示せるのです。「不安」を測る道具があって（それも何種類も！），それを使えば，「不安」の値が数字として示せるのです。

　ところで，そもそも測るとは何をすることなのでしょうか。何かを測るという行為は，日常に溢れています。部屋の温度を測る。料理の時に醤油の量を測る。家から目的地までの距離を測る。通勤時間を測る……。

　医療の世界でも，ほぼ毎日，看護師は何かを測っています。患者の体温，血圧，呼吸数，脈拍数，尿量，血糖値などなど。このように，測るとは，適切な測定用具を用いて，ある概念の程度を数字で表す（数値化する）ことです。でも，自分が患者に提供する看護サービスの温もりを測ったことのある看護師はいないでしょう，たぶん。

　体重なら体重計で測れます。血圧なら血圧計で測れます。では，温もりは何で測れるのでしょうか。温もり計？

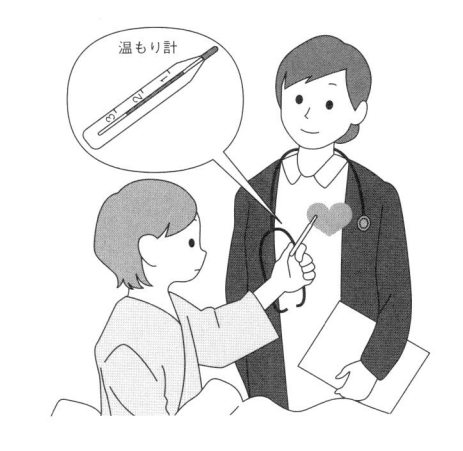

❷ 人はなぜ測るのか

　看護師は，いや一般の人も，なぜ毎日何かを測るのでしょうか。測ることの目的の1つは，他の誰か，あるいは何かと比較するためです。夏になると気温が気になりますね。毎朝，天気予報で伝えられる「日中の最高気温」をチェックする人も多いでしょう。最近の天気予報では，全国各地，いや世界の主要都市の天候や気温を教えてくれますね。東京に住んでいる人が「今日も30度を超えるのか。沖縄と変わらないなあ」とため息を漏らします。東京の気温と沖縄の気温を比較しているのです。明日からシンガポールに出張予定の東京丸の内のビジネスマンは，東京の気温とシンガポールの気温を比較することによって，どんな服装がよいのか決めることができます。つまり，他と比較することで，理解が深まり，判断がより正しくなるのです。

　測ることの第2の目的は，変化を確認することです。変化とは，前の状態との比較です。健康に気をつけている60歳代の男性が毎朝自分で血圧を測っているとしましょう。最高125，最低74と確認できれば安心するでしょう。20代の女性が時々，他人の目のないところで体重計に乗り，そしてその変化に一喜一憂する……。ありそうな話ですね。

　変化を確認するといっても，つまりは過去との比較ですから，「人は何のために測るのか？」に対する解答は，ずばり「比べるため」ということになります。何かと比べると，知りたいことや人に対する理解が深まります。そして安心することができます。日本人を見たことがない人に日本人の特徴を説明するためには，他の国の人（アメリカ人とか韓国人）と比較すると（髪は黒いとか，自己主張しないとか）理解しやすくなるでしょう。某人気男性ボーカルグループが「一人ひとりが世界にたった一つの花なんだ。他人と比べてはいけない」なんて歌っても「人は比べたがる」ものなのです。

❸ 実体のないものをどうやって測るのか

　身長や体重は誰にでもイメージしやすく，大昔から測る道具（測定用具：tool）が開発されています。血圧や血糖値が何なのかは，一般の人では理解が難しいのですが，医療専門職ならイメージできるでしょう。

　では，なんとなくわかるけど，形質（形や性質）がイメージできないもの，たとえば「不安」はどうやって測定できるのでしょうか。「不安」のように，物質的な実体をもたないが，つまり手にとって眺めることはできないが，研究者が研究や実践での必要性に応じて創りだす空想上の存在を「構成概念」と呼びます。「学力」「自尊心」「羞恥心」「優しさ」なども，誰にでもある程度その意味は理解できるものの，外部から直接観察できない構成概念です。冒頭で引き合いに出した「看護の温もり」も構成概念でしょう。そして，これらの構成概念は，きちんと作られた測定用具があれば数値化が可能なのです。

心理学では，数多くの構成概念が定義され，そして測定されてきました。最も長い研究の歴史があり，有名でもあるものの1つに「知能」があります。知能そのものを見たことがある人はいないでしょう。でも，計算が速い人や知識の豊富な人をみると「賢そうだ」とか「頭が良さそうだ」と思うでしょう。知能は，知能検査の用具を用いて測定することが可能です。高齢者の知能（記憶力を中心とした認知機能）を測定する「長谷川式知能評価スケール」は看護の世界でも有名ですよね。

　では，「不安」はどうやって測るのでしょうか。それは「不安尺度」と呼ばれる用具を用いて測定するのです。10個から20個ほどの質問に対して，「とてもそう思う」とか「少しそう思う」という回答が用意されていて，本人がその選択枝のどれかに「○」を付けるというやり方です。一般に「アンケート」とも呼ばれますが，正式には「質問紙調査法」と言います。「心配だ」とか「胸がドキドキする」といった，人が不安になった時の感情や感覚，あるいは行動パターンを表現する内容が提示されていて，それぞれの程度を回答していくと不安得点が計算されて出てきます。その不安得点を，誰か別の人と比較するとか，過去の自分の得点を比較することで，自分の不安についての理解が深まり，必要に応じて何らかの対応ができるのです。

　1つの構成概念を正確に測定するためには，できるだけたくさんの質問項目が必要となります。しかし，100問もあると回答者は負担に感じるでしょう。テキトーに答える可能性もあります。逆に「自尊心」を数値化したいのなら，ずばり「あなたはどれくらい自尊心が強いですか？」とだけ尋ねて，「3．強い」「2．ふつう」「1．弱い」の中から1つ選んでもらい，「3」に○を付ければ，この人の自尊心は「3」＝「強い」と判断すればいいと思われるかもしれません。実は，それも「アリ」ですが，心理学では1つの概念を測定するために，10-20個の質問項目を使います。

　複数の質問項目を用いる理由は，測定したい構成概念をより正しく数値化するためです。1つだけの質問項目で測定した結果よりも，複数の類似した項目で測定して合計点や平均点を計算すれば，より正確な値が得られます。たとえば，ある患者さんの「闘病意欲」を1人の看護師が判断するよりも，5人の看護師の判断をつき合わせてみた方がより正しい判断になります。フィギュアスケートやシンクロナイズドスイミングでは，「演技構成点」や「芸術点」と呼ばれる表現力や演技力を点数化するために複数の審査員の点数を合計したもの（あるいはそれらの平均値）を採用しますが，これはより正確な得点を付けるためです。

　人間の判定には「誤差（過不足）」がつきものです。同じ概念でも，人によって解釈が微妙に異なる場合があるからです。また，回答する時の気分（その日の朝に駅の階段で転んだとか）で回答傾向が変わってきたりもします。でも多くの人々が同じ対象を判定すれば，過剰分と不足分とが打ち消し合って真の値が得られるのです。つまり，ある構成概念を測定する質問項目は，多ければ多いほど，真の値に近い数値が得られることになります。

測定値 ＝ 真の値 ± 測定誤差

ここに示した数式は，何回も測定すると「測定誤差」が「0」に近くなり，「測定値」が「真の値」と同じになることを示しています。とはいえ，実用性を考慮すると，10-20個くらいで1つの構成概念を測定することが一般的です（村上，2006）。

　さらに付け加えれば，質問項目が多いほど得られた数値のもつ情報量が多くなるというメリットもあります。たとえば，ある概念を測定するために8個の質問を用意して，それぞれ5段階（1-4点）で回答すると得点範囲は最低8－最高32点となります。つまりその概念を25段階の数値で表現することができます。逆の例を考えてみましょう。血圧計の示す値が「高3」，「中2」，「低1」の3個しかなかったらどうでしょうか。そんな血圧計では役に立たないでしょうね。

引用文献

村上宣寛（2006）．心理尺度のつくり方　北大路書房
日本医学界新聞（2013）．第3020号 2013年3月25日　医学書院
　　　<http://www.igaku-shoin.co.jp/paperDetail.do?id=PA03020_02>（2014年5月7日アクセス）

第2章 看護と心理尺度

❶ 看護の中の心理的要素

　看護に関する現象にはたくさんの心理的要素が存在します。手術前のインフォームド・コンセントや退院前の食事指導を行う際，患者さんの知的理解力がアセスメントの対象となりますね。幼い子どもや高齢者の場合,「どのような説明で理解してもらえるか」が気になる看護師も多いと思います。また，日々の看護実践の中で，患者さんやその家族の感情を意識しない日はないでしょう。患者さんの抑うつ気分，怒り，孤独感やご家族の戸惑い，哀しみ，先行きの不安などの，どちらかといえばマイナスの感情状態に対して看護師は，どのようなケアがそのようなマイナス感情を緩和できるかを考えます。さらに，患者さんの意欲や欲求，たとえば高齢者の闘病意欲や幼児の依存欲求は，しばしば看護目標に組み込まれます。どうすれば闘病意欲を増すことができるかとか，依存欲求を満足させるケアの在り方とかがカンファレンスの席で議論されます。その他，ストレス，自己効力感（セルフ・エフィカシー），主観的健康感，レジリエンスといった最近はやりの構成概念も心理的概念と言ってよいでしょう。

　心理学の目標は，以上のような知的能力や感情，そして欲求から生じる人間の行動を理解し，予測し，コントロール（増やしたり減らしたり）することです。患者さんの行動を観察し，その背景にはどのような心理的要素が存在しているのかを推測することは，看護職の日常業務でしょう。そこからある種の仮説を設定して，患者さんの望ましい行動を増やしたり，逆に望ましくない行動を減らしたりすれば看護介入となります。ある看護師が患者さんのセルフケア行動や管理職のリーダーシップ行動に関心をもって数値化しようと考えたとしたら，その場合でも，心理尺度は有用でしょう。

　このように，看護の世界にはたくさんの心理的概念が導入されていますし，逆に看護の中で生まれた概念を基に心理学が発展することもあります。看護学と心理学は持ちつ持たれつの関係なのです。そしてそのような理由から，看護現象を測定する用具として数多くの心理尺度が作成されています。

　ここで改めて，心理尺度（心理検査とか心理テストとも呼ばれます）とは何かを整理しておきましょう。心理尺度とは，関心のある対象者（たとえば患者さん）の心理的な構成概念の程度－強弱とか高低とか－を複数の質問項目によって数値化する測定用具のことです。ここでいう「心理的な」とは人間の心という意味であり，一般に次の4つの側面のどれかを指

8 第1部 尺度の作成と活用法

します。

　まず第1に知的な側面です。代表的な構成概念は知能ですが，その他にも何かに対する価値基準やある種の信念（「愛よりお金が大切だ」とか）も知的側面です。第2は情緒的側面です。不安や孤独感，怒りなどの感情がその例です。いわゆる気持ちのことです。第3は意欲的側面です。何かを求める傾向，すなわち欲求です。達成意欲，依存欲求，称賛獲得欲求などが例として挙げられるでしょう。「○○したい」という強さのことです。

　以上の3つをまとめて「知・情・意」と呼びますが，これらの働きのことを「心」と言います。そして，その心の働きによって表現される第4の側面が行動です。さきに述べたセルフケア行動やリーダーシップ行動がその例ですが，思いやりや親切心に基づく行動，すなわち向社会的行動と呼ばれる構成概念の測定は，「友だちの宿題を手伝う」とか「バスや電車で

以下に夫婦の間柄をあらわす文章がならんでいます。それぞれ現在のご自分たちにどれくらい当てはまると思いますか。だいたいの感じでけっこうですので，当てはまる数字に○をつけて下さい。

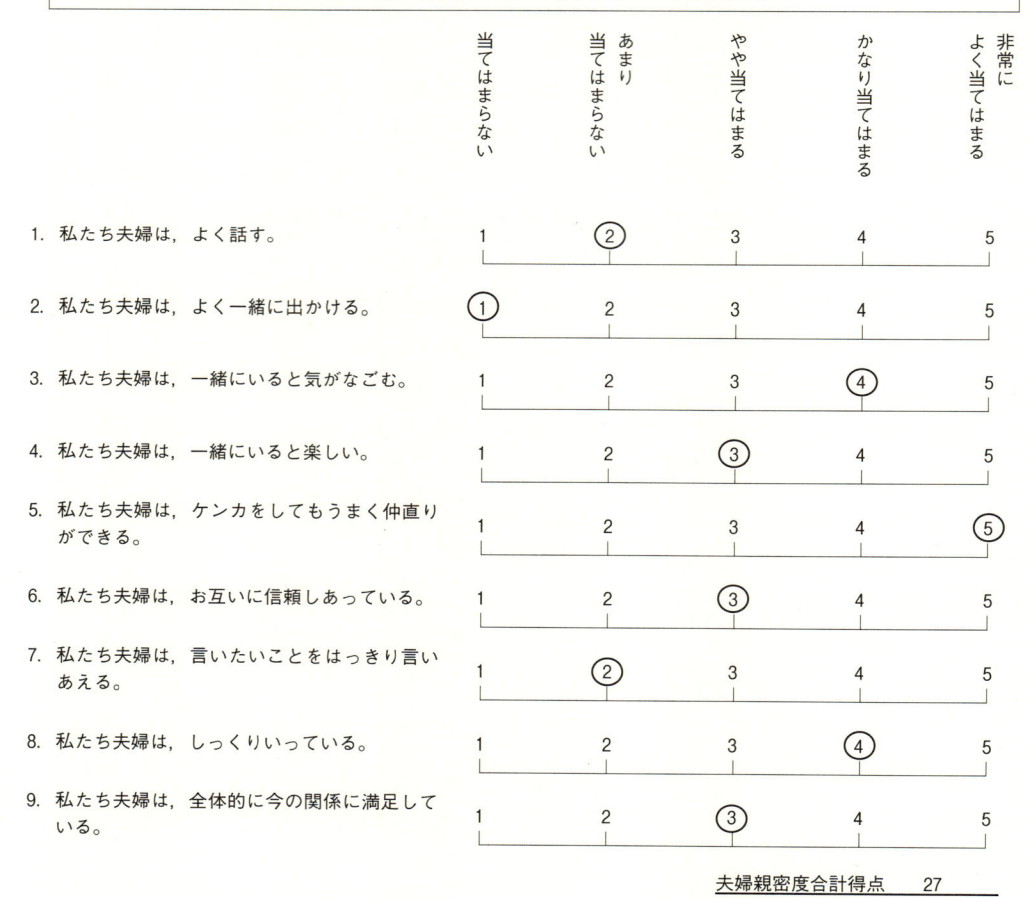

	当てはまらない	あまり当てはまらない	やや当てはまる	かなり当てはまる	非常によく当てはまる
1. 私たち夫婦は，よく話す。	1	②	3	4	5
2. 私たち夫婦は，よく一緒に出かける。	①	2	3	4	5
3. 私たち夫婦は，一緒にいると気がなごむ。	1	2	3	④	5
4. 私たち夫婦は，一緒にいると楽しい。	1	2	③	4	5
5. 私たち夫婦は，ケンカをしてもうまく仲直りができる。	1	2	3	4	⑤
6. 私たち夫婦は，お互いに信頼しあっている。	1	2	③	4	5
7. 私たち夫婦は，言いたいことをはっきり言いあえる。	1	②	3	4	5
8. 私たち夫婦は，しっくりいっている。	1	2	3	④	5
9. 私たち夫婦は，全体的に今の関係に満足している。	1	2	③	4	5

夫婦親密度合計得点　　27

図 2-1　心理尺度の例 (Hisata et al., 1990)

この尺度は夫婦親密性尺度という心理尺度です。9個の質問項目から成り，それぞれの項目に対して「1. 当てはまらない」－「5. 非常によく当てはまる」までの5段階で評価するようになっています。回答は夫または妻が想定されていますが，夫婦で話し合って回答することもできるでしょう。

立っている人に席をゆずる」という行動の頻度（普段どの程度実行しているか）を尋ねる質問項目によって測定します。

　心理尺度は，大まかに言って①質問文，②質問項目，③回答選択枝の3部から構成されています。質問文は，教示文とも呼ばれ，たとえば「以下に，人の特徴を表す内容が20個示してあります。それぞれについて，あなた自身にどれくらい当てはまるのかをお答えください」というような導入のための案内文です。その次に来る質問項目は，「あなたは，○○○ですか？」という疑問形の場合もあれば，「私は，○○○です」という単純な文章の場合もあります。それぞれの質問項目に対して回答選択枝が提示されています。「そう思う」-「そう思わない」とか，「当てはまる」-「当てはまらない」といった3-7段階の幅で回答してもらいます。何段階での評定が適切なのかは尺度の特性によりますが，3段階や5段階では中間に「どちらとも言えない」という選択枝が入ることが多いので，それを入れるか入れないかで決めるのもいいと思います。即座に判断できないような質問がある場合は「どちらとも言えない」があると回答者は助かります。しかしその反面，ちょっとでも回答を面倒に感じた場合，なんでもかんでも「どちらとも言えない」にしてしまうという弊害もあります。

　誰が回答するのかについては，特に決まりはありません。「自分のことは自分が一番よく知っている」という前提で，学生や一般成人を対象に測定したい場合は本人に回答してもらうことになるでしょう。しかし，3歳児ではこの前提が成り立ちませんから，その子をよく知る母親とか保育士さんが回答者になりますし，認知症高齢者の場合は，介護している家族の誰かに回答を依頼することもあるでしょう。

　ところで，世の中には，おびただしい数の心理尺度が存在します。しかし，残念ながら，そのすべてが使える尺度とは言えません。測定したいものを正しく測定できない尺度も公表されています。尺度を使いたい人は，良い尺度とそうでない尺度を見極めなければなりません。では，どうやって見極めればよいのでしょうか。それは「信頼性」と「妥当性」という指標を見ることです。

❷ 良い尺度，悪い尺度

　心理尺度に良い悪いがあるのでしょうか。もちろん，あります。世の中のどんな種類の計測器にも優劣があるのと同じです。優れたものは高価ですよね。体温計でも血圧計でも，きっと良い悪いがあるはずです。使いやすさやデザインも価格に反映しますが，精度もそれ以上に重要です。では，心理尺度の良し悪しを判断する際に参考にする「信頼性」と「妥当性」とは何でしょうか。

1．信頼性とは

　尺度の信頼性とは，同じ条件で同じ人を何度測っても，同じ値が出るかどうかという目安です。安定性という用語で表現されることもあります。たとえば家庭で使う体重計の値が，

同じ人を続けて2回測ると異なった値が表示された時，その体重計は信頼できないでしょう。心理的な構成概念を測定する場合は，身長や体重のように細かな数値は得にくいのですが，何度測っても得られる数値がある程度一致していなければ信頼性があるとは言えません。少し難しく言うと，信頼性とは1人の評価対象者をその尺度を用いて何度か繰り返して測定しても，得られた数値の変動が少ないことを意味します。重さや速さを測定する物理的尺度と違って，心の状態を測定する心理尺度では，得られる数値にある程度の変動があるのが普通です。とは言え，測るごとにまったく異なる数値になるような尺度は信頼できませんよね。

2. 信頼性の評価方法

信頼性，すなわち何度繰り返して測定しても同じ値が得られるかどうかを確認するにはどうしたらよいのでしょうか。簡単ですね。同じ対象者にお願いして，2度同じ尺度で測定してみればよいのです。体重計だったら，そうしますよね。心理尺度の場合も考え方は同じです。ただ，心理尺度の場合は，同じ質問に本人が答えてもらうという形式が多いので，2度目は1度目の記憶が残っていて，本当にそう思うかどうかではなくて，残っている記憶を頼りに同じ回答をしてしまう恐れがあります。そうすれば，その尺度の真の信頼性とは関係なく，何度測っても同じ値が出てしまいます。記憶が残らないように間を空けるという方法も考えられますが，あまり長い期間を空けると，その間に測りたい内容（不安とか達成意欲とか）が変化してしまう可能性があります。一般的には，2–3週間ほど空けて，2度施行します。この最もシンプルな方法を「再テスト法」と呼びます。

再テスト法による信頼性の検討では，50名から100名ほどの対象者に対して，2度，同じ心理尺度を実施し，得られた2組の測定値の間で「相関係数」と呼ばれる指標を計算します。1回目の測定で高い値を得た人が2回目の測定でも高い値を示し，1回目で得点の低かった人が2回目でも低得点だったら，相関係数は「1」に近くなります。もし「1」だったら完璧な信頼性となりますが，心理尺度の得点には変動がつきものなので，構成概念にもよりますが，「0.7」くらいでしたら，この尺度には安定性がある，すなわち信頼性が高いと結論づけることができます。

とはいえ，現実問題として，100名近い患者さんに同じ尺度を2度もやっていただくことは非常に難しい。しかも，たとえば高齢の入院患者さんの場合の「闘病意欲」を例に考えると，数日間隔で大きく変動してしまうものではないでしょうか。それなら2度も測定しなくても，1度で済ませられないかと考えるのが自然でしょう。そういう発想のもとに考案されたのが「折半法」という評価方法です。たとえば，ある概念を測定するために作成された10項目からなる尺度の信頼性を調べる場合に，奇数番号の項目をグループAに集め，偶数番号の項目をグループBに集めて，それぞれ別々に集計し，両グループの相関係数を計算するという方法です。こうすると，1度で2度測定したことになります。ただし，単純な相関係数では折半した5項目の尺度の信頼性を示すことになってしまうため，「スピアマン-ブラウンの修正公式」というものを施して統計的修正を行います。

しかし，この方法では，10項目を5個ずつ2つのグループに折半する仕方は「$_{10}C_5 \div 2 = 126$ 通り」もあって，その数だけの信頼性の値（信頼性係数）が算出されてしまうという面倒なことが起きてしまいます。その中のどれを選べばよいのかわからなくなります。そこでさらに統計学者たちは検討を加え，すべての可能な折半の仕方から信頼性係数を計算し，それらの平均値を求めれば，1つの尺度に1つの信頼性係数が決まることになります。このような考えから得られる数値，すなわち折半法による信頼性係数の平均値が，現在最もよく用いられる「クロンバックの $α$ 係数」と呼ばれるものです。アメリカの心理測定学の権威クロンバック教授（Cronbach, L. J.：1916-2001）が1951年に考案した方法です。

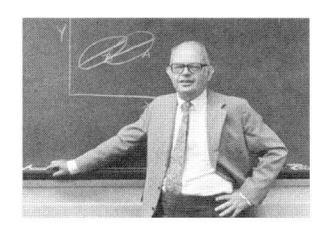

クロンバック教授

この $α$ 係数は，心理尺度を構成する項目どうしが高い相関関係を示す時には高い値になります。1つの尺度を構成する項目の内容がよく似ているということです。それで，$α$ 係数の示す値を「内的整合性」と呼ぶことがあります。$α$ 係数は一般に，尺度の作成のために集められた項目の類似性が高いほど高くなりますし，項目の数が多いほど高くなりますが，項目が多いほど回答者に負担をかけてしまうので，目安として $α$ 係数は「0.8」以上で「十分な信頼性がある」と言えるでしょう（村山，2012）。

3. 妥当性とは

もう1つの指標である妥当性とは，測りたい概念をちゃんと測っているかどうかということです。その尺度に信頼性がなければ（測るたびに違った値が出るようでは）当然，妥当性もないことになります。心理尺度の信頼性は妥当性の必要条件ですが，信頼性がどれだけ高くても妥当性があるとは言えません。「的外れ」となります。つまり，何度矢を射ても同じ場所に命中するのですが（信頼性は高い），中心（まと）を外していてはその弓矢は使い物にはならない（妥当性がない）のです。

しかし，この「測りたい概念をちゃんと測っているかどうか」を検証することは実は，容易ではありません。ある研究者が考案した尺度の得点が，本当にその概念の程度を表しているのかどうか。どうすれば，それが保証できるのでしょうか。ひとつ，実際に行われた例を紹介しましょう。

多かれ少なかれ，人には他人と異なっていたいという欲求があります。他の誰とも違うユニークな存在でありたいという欲求はアイデンティティ（自我同一性）とも関連する重要な概念であると言えるでしょう。その欲求を独自性欲求と名づけ，その強さを測定する心理尺度が作成されました（岡本，1985）。この尺度の妥当性を証明するために，対象者となった大学生にどのプロ野球チームが好きかを尋ね，多くの人が好むチームを好きだと答えた人たちの得点と少数派が好むチームを好きだと答えた人たちの得点を比較しました。その結果，後者の独自性欲求尺度得点は，より高い値を示しました。少数派が好むチームを好きだと答える人の方が独自性欲求が強いということを証明することによって，この尺度が確かに独自

性欲求の程度を測定できることを示したわけです。

　このように，ある種の外的な基準が設定できる場合は，その基準との関連性を調べれば，妥当性を確認することができます。精神科や心療内科で利用されている抑うつ尺度では，うつ病と診断された患者さんたちの尺度得点と元気で暮らしている一般人の尺度得点を比較することによって，妥当性を検討しています。当然，患者さんの得点の方が高いことが証明されなければなりません。この場合も，「精神科医の診断」という外的な基準が存在していて，その基準との関係を調べるという方法です。ちなみに，「長さ」には明確な基準が設定されています。

長さの基準

　「長さ」の基準としてのメートル原器は，熱膨張しにくく何年たっても変化しにくい白金90％とイリジウム10％の合金でできており，1888年に30本が完成しました。翌年そのうちの1本が日本に配布されています。この原器の作成の陰にはドゥランブルとメシェンという2人のフランス人天文学者の筆舌に尽くしがたい壮絶なドラマがあったことはあまり知られていないかもしれません。この2名に課せられた長さの基準を作るというミッションがスタートしたのは1792年でしたので，完成し世界中に配布されるまでに90年以上もかかったことになります。彼らは7年かけて北極から赤道までの距離を測定し，その長さの1千万分の1を「1メートル」としました。つまり地球の周りの長さがメートルの基準となり，その後に作成される長さの尺度は，この原器と比べてどれくらい同じ長さなのかが妥当性を示す指標となったのです。メートル原器作成にまつわる歴史的経緯については，オールダー（2006）に詳述されています。なお，その後メートルの定義は変更され，1983年から「1秒の299792458分の1の時間に光が真空中を伝わる行程の長さ」となっています。詳しくは，独立行政法人産業技術総合研究所のホームページを参照してください。

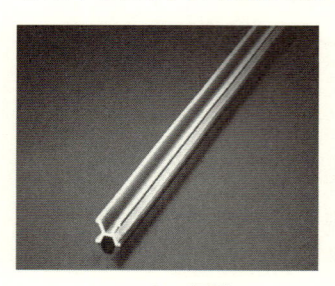

メートル原器

　ところで，心理尺度の妥当性という考え方は，時代とともに，また心理測定学の発展とともに変化してきました。1930-1950年頃は，基準となる変数との相関係数として妥当性が定義されました。つまり，基準との相関関係が強いほど，その尺度の妥当性が高いと考えられたのです。しかし，心理的構成概念には，そもそも絶対的な基準が存在しないものが数多くみられます。そこで，1960-1970年頃になると，既に存在する外的基準との相関の強さを目安とする「基準関連妥当性」に加えて，質問項目の内容が測定したい構成概念と一致していて過不足がないかという「内容的妥当性」，そしてその尺度を作成するに際に拠り所とした理論から予想した変数との相関があるとかないとかで判断する「構成概念妥当性」の3つのタイプの妥当性が登場し，それぞれが独立した妥当性として並列的に位置づけられました。このうちのどれか1つ以上の妥当性を示せばよいということになったのです。しかし，「内容的妥当性」を突き詰めれば「構成概念妥当性」に行き着くことになり，「基準関連妥当性」も，つまりは「構成概念妥当性」のことであり，妥当性はひとつの統合体として認識されるようになりました。となると，「構成概念」という形容詞が不要となり，妥当性は「妥当性」

だけでよいとなりました。
　1980年代以降は，たとえばメシック（Messick, 1995）が「妥当性とは，検査の得点やその他のアセスメントの結果に基づいた解釈や行為の十分さと適切さを支持するような実証的証拠や理論的根拠がどの程度あるかに関する総合的な評価判断である」と定義したように，妥当であるということは，尺度や尺度得点に固有の絶対的な性質ではなく，その使用目的，その使用場面，その対象者に用いたときに，そう解釈することが構成概念を正しく反映しているかどうかという，きわめて個別的な問題であるというふうに捉えられるようになってきました。
　このあたりの詳しい変遷については，平井（2006）や村山（2012）を参照してください。いずれにしても，心理尺度の妥当性，つまり「測りたい概念をちゃんと測っているか」を証明するのは一筋縄ではいかないことがわかっていただけたのではないでしょうか。

4．妥当性の評価方法

　前項では，心理尺度の妥当性とは，いくつかの種類やタイプがあるのではなく，1つの統一された概念であると述べました。そしてその評価は簡単ではないことも付け加えました。しかし，たとえ十分とは言えなくても，尺度を作成した人は妥当性に関する何らかの情報を公表しなければなりません。ここでは，その評価方法の中の代表的なものを4つ紹介します。
　1つ目は先ほど紹介した，ある種の基準を設定して，その基準との関連性を調べるという方法です。基準関連妥当性の評価方法と同じようなやり方です。たとえば，「営業能力尺度」という尺度の妥当性を検討するために，営業部の人たちの尺度得点と実際の顧客獲得数との関連を数値で調べてみます。得点が高い人ほど獲得数が多ければ，この尺度は妥当性があると言えるでしょう。しかし，心理的構成概念には，妥当性が確認できる外部の基準が存在するとは限りません。むしろ存在しない方が多いかもしれません。
　2つ目は，集められた質問の内容を吟味する方法です。内容的妥当性の評価方法と近いやり方です。羞恥心尺度を作成するのに「あなたは，リンゴが好きですか？」という質問は不適切ですよね。人が羞恥心を感じるとどんな心境になるのかや，どんな行動をとるのかに関して慎重に情報を収集し，質問項目を選定していきます。その際，専門家（感情心理学の研究者とか）の意見も参考になりますし，過去に発表された羞恥心に関する論文も参考になります。むしろ，一般の人でも恥じらいを感じることは普通ですので，ごく普通の人たちの意見も無視できません。
　3つ目は理論面からの検討です。心理学で取り上げられる構成概念は，ただの思いつきではなく，人間の行動を研究するために必要に迫られて創り出される概念です。創り出した人たち（研究者や実践家）の頭の中には何らかの理論が存在します。その理論に基づくと測定された構成概念は複数の下位概念から成り立っていることがあります。たとえば，○○欲求という概念は，その概念を提唱した学者によれば3つの側面（次元）から構成されるものであるという場合，本当に理論どおりになるのかを証明しなければなりません。その際に用いる統計的手法が，次節で説明する因子分析と呼ばれるものです。

4つ目は，一般化可能性の側面からの証拠の提示と言われるやり方です。測定の結果，得られた尺度得点の意味や特性（平均，標準偏差，項目間の相関など）が，別のさまざまな集団でも不変かどうか，実施場面や実施時期に左右されないかどうかというような観点で検討する方法です。この方法で評価する場合は，データを収集し分析するという作業を何度もくり返す必要があるでしょう。

❸ 因子分析と下位尺度

　最近では心理尺度の作成に不可欠なデータ分析方法と認識されるようになってきましたが，もともと因子分析は，観察・測定されたさまざまな変数（たとえば，テストの点数，身体能力の値，アンケート形式の質問に対する回答など）の変動を，より少ない数の因子（仮想の変数）で説明する統計学的手法として発展してきました。複雑な現象を単純化するという科学の基本的考え方が背景にあります。科学では「Simple is the best」なのです。
　人間に関するたくさんの変数を 3-4 個のカテゴリに分類する方法という見方も可能ですが，イメージとしては空間に点在するたくさんの変数に共通する潜在的な（つまり目に見えない，観察できない）変数で単純化し，研究対象となる人間に関する現象を理解・説明しようというのが本来の目的です。因子分析の結果だけを見れば，確かにカテゴリ化したようにも見えますが。
　因子分析の起源は，「知能」の研究にさかのぼります。人の頭の良さは，走る速さやジャンプする高さのように単純に数値化できません。記憶が良い人もいれば，計算が早い人もいます。上手に文章を書く人や理路整然と語る人も賢い人でしょう。だとすれば，頭の良さとは多面的な要素から成っていると推測できますよね。
　世界で初めて人間の身体的特徴や能力の個人差を測定し，統計学的な手法を用いて研究したのは，進化論で有名なダーウィン（C. Darwin）の従兄のゴールトン（F. Galton）ですが，その弟子のピアソン（K. Pearson）は統計学者として「相関係数」を開発したことで歴史に名を残しました。さらにその弟子のスピアマン（C. Spearman）は，さまざまな統計学的手法を用いて人間の知的能力の個人差，つまり知能について研究しました。そして，その過程で今日の因子分析の基礎を確立しました。1920 年代のことです。
　1930 年代に入り，米国の心理学者サーストン（L. L. Thurstone）が因子分析をさらに発展させ，有名な「知能の多因子説」を唱えました（反論する研究者もいます）。彼は，多種多様な知的能力の総称である知能は，「言語理解」「語の流暢性」「空間」「知覚」「数」「記憶」「推理」と名付けられた 7 個の因子から構成されていることを見出しました。すなわち，人間の頭の良さは 7 つの次元から測定し数値化できるということになります。頭の良さを「記憶力」だけからではなく，「言語理解力」や「推理力」など多面的に測定し理解することで，人間の知的能力の研究が発展することになります。
　「知能」という賢さの総称を 1 つの尺度で測ることもできますが，「言語理解」や「推理」

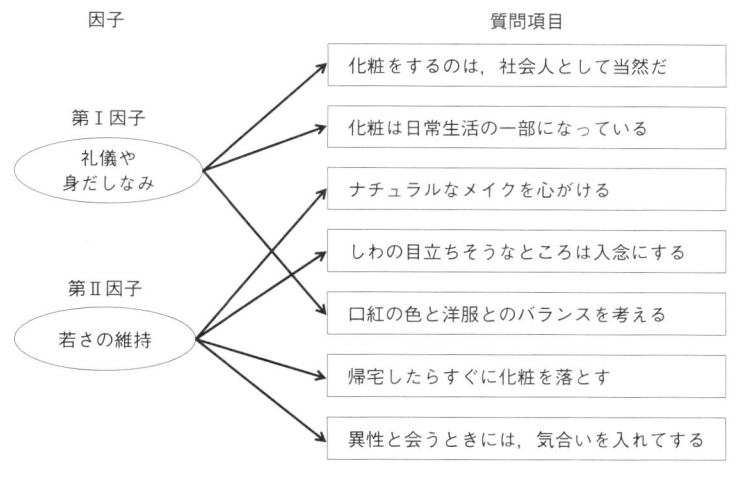

```
              因子                          質問項目

                                  ┌─────────────────────────────┐
                                  │ 化粧をするのは，社会人として当然だ │
                                  └─────────────────────────────┘
           第Ⅰ因子                ┌─────────────────────────────┐
         ╱──────╲                │ 化粧は日常生活の一部になっている │
        (  礼儀や  )              └─────────────────────────────┘
        ( 身だしなみ )             ┌─────────────────────────────┐
         ╲──────╱                │ ナチュラルなメイクを心がける    │
                                  └─────────────────────────────┘
                                  ┌─────────────────────────────┐
                                  │ しわの目立ちそうなところは入念にする│
           第Ⅱ因子                └─────────────────────────────┘
         ╱──────╲                ┌─────────────────────────────┐
        ( 若さの維持 )             │ 口紅の色と洋服とのバランスを考える│
         ╲──────╱                └─────────────────────────────┘
                                  ┌─────────────────────────────┐
                                  │ 帰宅したらすぐに化粧を落とす    │
                                  └─────────────────────────────┘
                                  ┌─────────────────────────────┐
                                  │ 異性と会うときには，気合いを入れてする│
                                  └─────────────────────────────┘
```

図 2-2　因子分析の仮想イメージ図

といった側面から多面的に測定することも有意義でしょう。この場合の「言語理解」や「推理」を測る尺度のことを下位尺度と呼び，それぞれ別個に数値化することができるのです。

　1つ，わかりやすい架空の例を示しましょう。ある研究者が女性がお化粧するのはどういう動機なのかを調べたいと思い，「化粧をするのは，社会人として当然だ」など7つの質問項目を考案しました。そして 20–70 代の女性 400 人を対象にそれぞれの質問に対して「そう思う」，「ややそう思う」，「あまりそう思わない」，「そう思わない」の4件法で回答をお願いしました。女性の化粧行動の背景にはいったいいくつの因子があるのでしょうか。

　因子分析の結果をイメージ図にしてみました（図 2-2）。この図から読み取れるように，女性の化粧行動には 2 つの因子があることがわかります。7 つの項目をすべて変数として扱うよりも，見出された 2 つの因子を変数としてその後の分析を進める方が効率的ですよね。この架空の例の場合，「女性における化粧動機」が 1 つの尺度と考えると，「礼儀や身だしなみ」と「若さの維持」が 2 つの下位尺度ということになります。

❹ 尺度作成の手順

　尺度の信頼性や妥当性の意味がおおむね理解できたという前提で，尺度はどのような手順で作られるのかを簡単に見てみましょう。心理尺度は，おおよそ次のような手順で作られます。

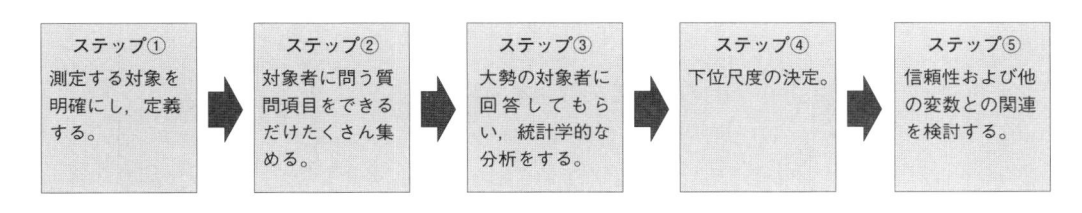

ステップ①	ステップ②	ステップ③	ステップ④	ステップ⑤
測定する対象を明確にし，定義する。	対象者に問う質問項目をできるだけたくさん集める。	大勢の対象者に回答してもらい，統計学的な分析をする。	下位尺度の決定。	信頼性および他の変数との関連を検討する。

〈ステップ①〉：測定する対象を明確にし，定義する。

　尺度を作成する場合，まず重要なことは測定する対象を明確に定義することです。可能な限り，誰もが理解し納得できる定義が必要です。もし「看護の温もり」を測定しようとしたら，どのような定義にしますか？「看護ケアを受ける患者にとって穏やかで安らげるような気分になれる看護師の言動」ではどうでしょうか？

〈ステップ②〉：対象者に問う質問項目をできるだけたくさん集める。

　自分で考えてもいいですし，他人（その分野の専門家とか）に尋ねることもあります。たとえば健康な大学生の「自尊心」を測定しようという場合，身近な大学生たちに「自分にプライドを感じる時って，どんな気分になりますか？」と聞くと，たくさんの質問項目の候補が集まります。同時に，専門家の書いた論文を参考にする必要もあります。大学生の自尊心やそれに近い概念を測定する心理尺度はすでに存在しているので，もし何か新しい自尊心尺度を考案する場合は，何か異なる特徴をもつ尺度でなければ意味がありません。「看護の温もり」を測定するためには，どんな質問項目を用意すればいいでしょうか？「気配り」とか「笑顔」とか「押しつけのない」などがキーワードになるような気がしますが……。

　この段階で，内容的な妥当性が決まってきます。

〈ステップ③〉：大勢の対象者（200-300人，できれば500人以上）に回答してもらい，統計学的な分析をする。

　ちょっと専門的になりますが，集まったデータから，まず分布（回答の散らばり具合）を見ます。ある質問項目に対する回答の分布を見て，5つの選択枝の1つ（たとえば「まったくない」）に80%の人が○を付けていたことが判明したら，その質問項目は使えない（弁別力がない）と判断します。大多数の回答者が高い方に答えてしまうことを「天井効果」と言い，逆に低い方に答えてしまうことを「床効果」と呼びますが，新しい尺度を作る時には，この2つの効果が見られないことが大切です。

　回答に偏りがない項目，言い換えれば広く分布している項目が確定した段階で，GP分析やIT相関分析と呼ばれるようなさまざまな統計学的方法を用いて，各質問項目の適切さを判断します。この段階で，たくさん集めた質問項目は，かなり減っています。「看護の温もり」を測るために50個くらいの質問項目を集めたとしたら，15-20個くらいに絞られてきます。

〈ステップ④〉：下位尺度の決定。

　質問項目が確定し，数百人分のデータが集まった段階で，因子分析あるいは主成分分析を行います。測定したい構成概念が1つの塊りならば（1次元性），それはそれで良しとします。1つの塊りに収まらないようならば（多次元性），複数の因子を特定しなければなりません。コンピュータと統計ソフトウエアの進歩により，最近の尺度作成においては，GP分析やIT相関分析などは省略して〈ステップ③〉と〈ステップ④〉を同時に行うことが可能となりました。

〈ステップ⑤〉：信頼性および他の変数との関連を検討する。

　再テスト信頼性やα係数を算出して，信頼性を検討します。しつこいようですが，信頼性のない尺度には妥当性もありえません。そして妥当性を評価します。たとえば「看護の温もり

尺度」の妥当性の検討では，上司，同僚，あるいは入院患者さんから温もりのある看護師50人を選んでもらい，その人達の平均点を新人看護師50名の平均値を比較して，有意な（統計的に意味のある）差が見られれば，妥当性があると言えるでしょう。この段階まででですでに妥当性が検討されていますが，理論的に関係のありそうな概念との関係を検討できれば妥当性の程度が高まります。

5 心理尺度の使い方

1．使用目的

　心理尺度は看護の実践でどのように役立てられるのでしょうか。少なくとも以下の4つの使用目的が考えられます。

　まず，診断やアセスメントで使用することです。看護職は日々の業務の中で，さまざまな看護診断やアセスメントを行っています。血圧の測定は血圧計で行いますが，同じように患者さんの心理的状態を把握したいと思ったら心理尺度を使うという手があります。たとえば，うつ状態がどの程度なのかを知りたい場合，抑うつ尺度を用いて数値化することができます。大きな手術をひかえた入院患者にしばしばみられる不安の場合は，わざわざ「不安尺度」を用いなくても患者さんの言動から大雑把に推測できるかもしれませんし，1つの質問，たとえば「どれくらい不安か10点満点で答えてください」でも普段の臨床では問題ないでしょう。患者さんの負担も少なくて済みますし。しかし，より詳細に把握したい時は，やはり心理尺度で測定する方が良いでしょう。

　第2の使用目的として，スクリーニングがあります。スクリーニングとは，ある基準で人々をふるい分けることを意味し，一般的には精密検査を受ける必要がある人々（つまり病気をもっている疑いのある人々）とそうではない健康な人々とを分類する作業のことです。一度にたくさんの人々を相手にすることが多くなるので，できるだけ簡便な方法が望まれます。地域看護では，たくさんの住民の健康度を把握するために集団で身体状況を測定することがしばしば行われますが，身体状況だけでなく心理状況も把握したいと考えた場合に心理尺度は便利な道具です。高齢者の抑うつ状態が自殺の要因の1つになることがわかってきましたが，市町村単位でうつ状態を把握できる尺度を用いてハイリスク高齢者を見つけ出し適切な医療につなげることで，その地域全体の健康度を上げ，同時に自殺率を下げることが可能となります（高橋，2004）。

　第3の使用目的として，看護介入の効果評価が考えられます。外来で化学療法を受けている患者さんの心理的疲労感を減らそうと計画して何らかの看護介入を行った場合，介入前の疲労感と介入後の疲労感を測定し，その測定値を比較することで介入の効果が評価できます。もし，ある1人の患者さんに試みた独自の介入方法が顕著な効果を示した場合，あなたなら次に何を考えますか？

　第4の使用目的は，研究で用いることです。ある病棟で試された介入が1人の患者さんで

効果を示した場合，対象患者をどんどん増やしていっても同じような効果が見られるか気になりますよね。こう考えた看護師たちがコツコツとデータを積み上げていくと，最終的には学会（研究者が集まって日頃の研究成果を発表する場）などで報告し，それが反響を呼び，日本国中，いや世界中に知れわたり，どの病院でも新たに開発されたその介入方法が取り入れられることになるかもしれません！

2. 測定と倫理
1) 尺度の作成と使用にともなう義務と責任

1980年代以降，日本の看護界でも数多くの心理尺度が作成され，発表されています。本書の冒頭【はじめに】でも触れたように，その数は増加の一途をたどっています。

尺度の開発者としてまず第1に重要なことは，その尺度の使用目的を明確にすることです。言い換えれば，誰に対して，どんな場面で，何のために使用するのかをできるだけ詳しく説明することが必要です。それと同時に，どんな場合には使用してはいけないのかも明らかにすべきでしょう。薬に禁忌があるように，心理尺度にも禁忌があります。たとえば，セクシュアリティに関する行動やある種の宗教的信念を測定する尺度の場合は，使用する相手や使用する場面を十分に考慮する必要があるでしょう。

第2に，尺度得点の解釈についてどこまで可能か，その限界を提示しておく必要があります。たとえばある不安尺度の得点が仮に「35点」だった場合，その意味をどう解釈すればいいのかを論文や手引書に明示しておく必要があります。「35点」がごく平均的な値なのか，注意深く見守る必要があることを意味するのか，あるいは即時に専門医にリファーすべきなのか。そのあたりの判断基準を示す必要があります。

第3に，その尺度の作成過程を明示する義務があります。研究論文として発表する場合には，文字数に制限が設けられている場合がありますが，できる限り詳しく記述する義務があります。先にも述べたように，完璧な心理尺度は存在しません。しかし，信頼性や妥当性に関する情報は十分に提供されるべきでしょう。

以上のような尺度作成者としての義務や責任は，同時に使用者（ユーザー）の義務や責任でもあります。臨床現場で使用する場合，その使用目的を的確に理解し，倫理的に問題がないか検討する必要があります。質問項目が非常に多い尺度の場合，それを使用する利点と回答者への負担との兼ね合いを検討するべきでしょう。質問項目1つひとつをチェックし，回答者にとって理解しやすい内容か，回答することで不快に感じないか，あるいは回答者のプライドを傷つけはしないかなどを，できれば複数の関係者が集まって検討してみることをお勧めします。原則として，元の尺度の質問項目は変更してはいけません。しかし残念なことに，じっくり読んでもすぐに理解できない文言，いかにも翻訳口調の表現，被差別感を誘発するような言い回しを含む尺度が存在します。そのような尺度を開発し公表した人の責任は問われなければなりませんが，同時に使用する側も，誰に対して，どんな場面で使用するべきなのか，あるいは使用してはならないかに関して，事前に熟知しておくべきでしょう。

尺度から得られる得点の解釈に関しても，使用者は慎重でなければなりません。最も重要

なことは，尺度得点からわかることは測定対象のほんの一部にすぎないという姿勢です。ある尺度の得点が何点だったからといって，それだけで大きな判断を下してはいけません。たとえば患者さんに対するアセスメントは，さまざまな角度から総合的に行うべきでしょう。心理尺度をスクリーニングに使用する場合や医学的診断の補助として使用する場合は，特にこの姿勢が重要です。

　もう1つ付け加えたいことは，使用する側もその心理尺度の作成過程をある程度把握していることです。尺度の信頼性や妥当性の意味を知り，指標となる数値に関する知識を得ておくことも，使用者に課せられた責務だと思います。たとえば，心理尺度の開発が日本より進んでいるアメリカでは，心理尺度や心理検査の使用に関して，アメリカ心理学会，アメリカ教育学会，アメリカ教育測定協会の3団体が，その取り扱いに必要な専門性（教育や訓練のレベル）を厳密に定めています。手引書を見れば特に専門知識や資格がなくても使用できるものから，大学院修士課程レベルでの専門教育を受けた人しか使用できないものまで分類されています。

2）測定する際の倫理的配慮

　この章の最後に，心理尺度を使用する現実の場面で心掛けること，すなわち倫理的配慮やマナーについて述べておきたいと思います。人間が行う行為が正しいのか否かを決める際，いくつかの原理に基づいて判断すると間違いを防ぐことができます。ここでは，患者さんに対して心理尺度を用いて何かを測定するという看護師の行為について考えてみましょう。

　医療の世界では，アメリカの生命倫理学者ビーチャムとチルドレス（Beauchamp & Childress, 1989）が提唱した倫理原則が有名ですよね。たとえば，患者に危害を及ぼしてはいけないという「無危害原則」に基づけば，患者さんに苦痛を与える尺度は用いてはいけないことになります。質問項目に患者さんを傷つけるもの，たとえば「あなたは自分を役立たずだと思いますか」はそのような恐れを抱いている高齢者の自尊心を傷つけるでしょう。小児の患者さんに対しては，質問項目の中の漢字に「ふりがな」をふってあげるのは，質問を正しく理解してもらうだけではなく，その子のプライドを守るという側面もあります。

　「善行原則」に照らし合わせると，まったく患者のためにはならないデータを看護師自身の研究のために心理尺度を用いて収集することは避けなければなりません。もし将来的には何らかの利益がもたらされる可能性がある研究ならば，その旨を丁寧に説明して同意を得る必要があります。「今すぐにあなたの利益になることはありませんが，今後の看護の発展に役立つことなので」という姿勢です。この対象者の同意を得るという配慮は，患者の自律的な意思決定を尊重せよという「自律尊重原理」にもかなうものです。尺度を用いて患者さんに関するデータを採る場合には，その目的をわかりやすく丁寧に説明し，十分に納得してもらったうえで実施しなければなりません。心理尺度の使用に関してもインフォームド・コンセントは不可欠です。

　その場合のインフォームド・コンセントの内容には，当然のこととして患者さんのプライバシー保護の方法についても含まれていなければなりません。尺度の測定結果が記載された

用紙などは個人情報と見なされます。他のデータと同じように厳重に保管して，関係者以外がアクセスできないようにしましょう。

　このような大原則以外にも，尺度の使用の際には，つねに対象となる患者さんの立場に立ち，十分な配慮のもとで実施しなければなりません。実施させてもらう時間や場所は適切でしょうか。その場所には十分な灯りがありますか。周囲には誰もいませんか。自分で記入できない麻痺のある患者さんの場合は看護師が聞き取る必要がありますが，患者さんは自分では回答できないと決め付けないことも重要です。老眼の人の場合は文字を大きくしたり眼鏡を用意するとよいでしょう。5-6歳の子どもが対象でしたら，数字の代わりに絵文字を使うというような工夫が必要です。味もそっけもない紙切れではなく，かわいくてカラフルなイラストを挿入することで回答者の気持ちを和ませ，回答意欲を高めることができるでしょう。

　複数の尺度を含む質問紙調査（アンケート）の回答者（研究協力者）に対しては，どのような方法でお礼を述べればよいのでしょうか。大きな予算がついている場合や大企業が実施する調査研究の場合は，回答のお礼として千円程度のギフトカードや図書カードが配られることがあります。しかし，臨床現場の看護師や看護学生の研究では，予算的な余裕がないのが現状でしょう。回答者への金品の提供は研究者の義務ではありません。

　とはいえ，回答者はわざわざ時間を割いて協力してくださるのであって，何らかの形で感謝の気持ちを伝えるべきではないでしょうか。調査用紙の最後に謝辞（ご協力ありがとうございました，とか）を書くのも良いでしょう。口頭や文書で感謝の気持ちを伝えるのもおススメです。あるいは，1個20-30円程度の文具などをお礼の言葉とともに渡すのもひとつの良案だと思います。回答者の立場に立って，安価でかつもらっても迷惑にならない物を考えるのも研究の一環です。

　このようなこまごまとした倫理的配慮も看護の心につながる重要なことであり，その配慮のもとで，正確に，そして互いに心地よく尺度を有効活用して欲しいと思います。「温もりのある」尺度の使用を心掛けましょう。

引用文献

Alder, K. (2002). *The measure of all things: The seven-year odyssey and hidden error that transformed the world*. New York: Free Press. （オールダー, K.（著）吉田三知世（訳）（2006）. 万物の尺度を求めて：メートル法を定めた子午線大計測. 早川書房. ）

Beauchamp, T. L., & Childress, J. F. (1989). *Principles of biomedical ethics* (3rd ed.). Oxford ,UK: Oxford University Press.

平井洋子（2006）. 測定の妥当性からみた尺度構成―得点の解釈を保証できますか. 吉田寿夫（編者）心理学研究法の新しいかたち. 誠信書房.

Hisata, M., Miguchi, M., Senda, S., & Niwa, I. (1990). Childcare stress and postpartum depression − An examination of the stress-buffering effect of marital intimacy as social support. 社会心理学研究, **6**, 42-51.

Messick, S. (1995). Validity of psychological assessment. *American Psychologist*, **50**, 741-749.

村山　航（2012）. 妥当性―概念の歴史的変遷と心理測定学的観点からの考察. 教育心理学年報, 第51集, 118-130.

岡本浩一（1985）. 独自性欲求の個人差測定に関する基礎的研究. 心理学研究, **56**, 160-166.

高橋邦明（2004）. 地域における高齢者への自殺予防活動. こころの科学, **118**, 29-33.

写真

クロンバック（L. J. Cronbach）
　　<http://news.stanford.edu/news/2001/october10/cronbachobit-1010.html>（2015年2月12日アクセス）

メートル原器
　　<http://www.aist.go.jp/>（2015年2月12日アクセス）

第2部

日本の看護学領域で開発されている尺度

日本の看護学領域ではこれまで心理尺度を中心にさまざまな測定尺度が開発されてきていますし，今この時も多くの看護学研究者がその開発にあたっています．たとえば，医学中央雑誌という論文データーベースを使い，日本国内で発表された看護学領域の論文で，質問紙あるいは尺度を開発し信頼性と妥当を報告した論文について1983年から2013年現在で検索すると，237件がヒットしました．私たちはこれまで，看護・保健・医療での尺度開発に関わる論文を，尺度の利用可能性という視点から検討してきました．

　この第2部では，この中から母性看護学領域，小児看護学領域，成人看護学領域，老年看護学領域で開発されてきた尺度について，「使う」という視点から紹介していきます．具体的には，各領域における尺度開発の傾向，使い方，代表的な尺度とその活用例の順に領域ごとにまとめました．各領域における尺度開発の傾向は，少しデータが古くはなりますが，1987-2005年までに発表された論文から論じています．使い方では，その領域での対象者の特性に応じて，どのような特徴があるのか，どのように活用してゆくことができるだろうかという点から論じています．代表的尺度と活用例では，これまで検討してきた尺度の中から活用可能性の高い尺度を1つ挙げさせていただき，その尺度の紹介をしたのちに，どのような使い方ができそうか，具体的な事例に当てはめて紹介しました．なお，その中で登場する看護師や保健師，患者さんやその家族の名前は，もちろん架空のものとなっています．

　領域ごとの尺度紹介の最後には，その領域で開発されている主な尺度作成論文をリストアップし掲載しました．関心のある尺度について詳しく知りたいときは，是非，原典に当たってください．また，尺度の使用にあたっては，尺度開発者へ使用の許諾を得ることをおすすめします．尺度使用に関するマナーは以下のとおりです．

尺度使用に関するマナー

1. その尺度が市販されているものの場合は，無断で使ってはいけません．使う場合は，販売元に問い合わせ，自分が使ってもよい立場かどうか確認したうえで購入しましょう．
2. その尺度が市販されてはいないが，企業や民間団体が独自に作成した尺度の場合は，必ず尺度の著作権者（その団体）に使用許諾をとる必要があります．
3. いわゆる学術論文に公表されている尺度の場合，営利を目的としない使用ならば使用許諾を得る必要はありません．
4. とは言っても，その尺度を作成し雑誌に公表した研究者が個別に使用許諾を求めている場合もあるので，手紙やメールで使用の許可を得るのが専門職としてのマナーです．
5. さらに，使用した尺度を使って何か研究（卒論や修論を含む）をまとめた場合は，その成果を作者に報告してください．公表することを前提としない研究（卒論や院内研究など）の場合もそこまでが研究です．
6. 研究として取り組む場合は，自分が所属する医療機関や教育機関等の研究倫理審査委員会で審査を受ける必要があります．

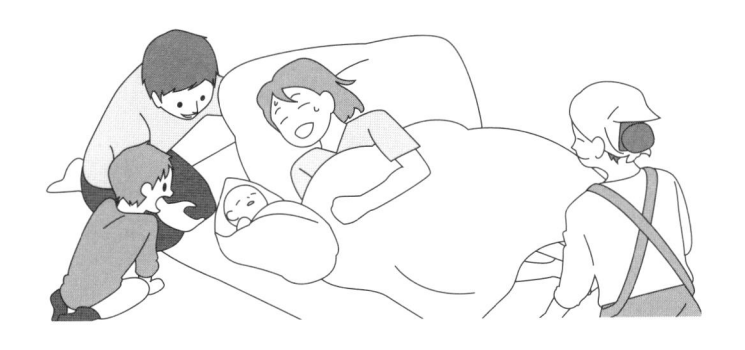

第3章 母性看護学領域における尺度

① どのような尺度が作られているのか

　1983年から2005年にかけて母性看護学領域とその関連領域の尺度開発について発表された論文は21件で、尺度開発に関する論文全体の約5%にあたります。発表された論文の年次推移を見ると、2003年の1年間に集中しています。尺度の測定対象者は母親が8件と最も多く、次いで妊婦3件で、その他更年期女性や不妊治療者などです。測定している概念は育児ストレス、育児機能、育児不安などの育児に関する概念、母親役割、出産に対する満足感やセルフ・エフィカシー、性機能やカップルの親密度でした。2000年以前は育児に関する尺度が2件開発されていますが、それ以降は育児も含めて、家族機能や不妊[1]、ドメスティック・バイオレンス[2]など、多岐にわたる尺度が開発されており、母性看護学領域での看護の対象の広がりに対応した結果となっています。

　ライフサイクルに対応した尺度としては、女子学生を対象とした月経前期診断表（MSQ；Menstrual Symptom Questionnaire）の翻訳・簡易版[3]、更年期女性の役割変化や葛藤による自己イメージの揺らぎを測定する「更年期女性のself-consistency尺度」[4]があります。

　周産期の看護に活かせる尺度としては、妊娠中の胎児の健康統制感を測定する日本語版尺度として「日本語版胎児健康統制感測定尺度」[5]があり、妊娠中の統制感について、出産に関連して分娩時の痛みを測定するために開発されたMcGill Pain Questionnaireの日本語版をさらに精選した「痛みの質問紙」[6]があります。出産体験が女性の人生の大きな節目につながるような身体経験であるかどうか評価する「出産経験尺度」[7]も開発されています。

　育児に関する尺度は数が多く、広く育児中の母親を対象とする尺度と産後入院中から医療

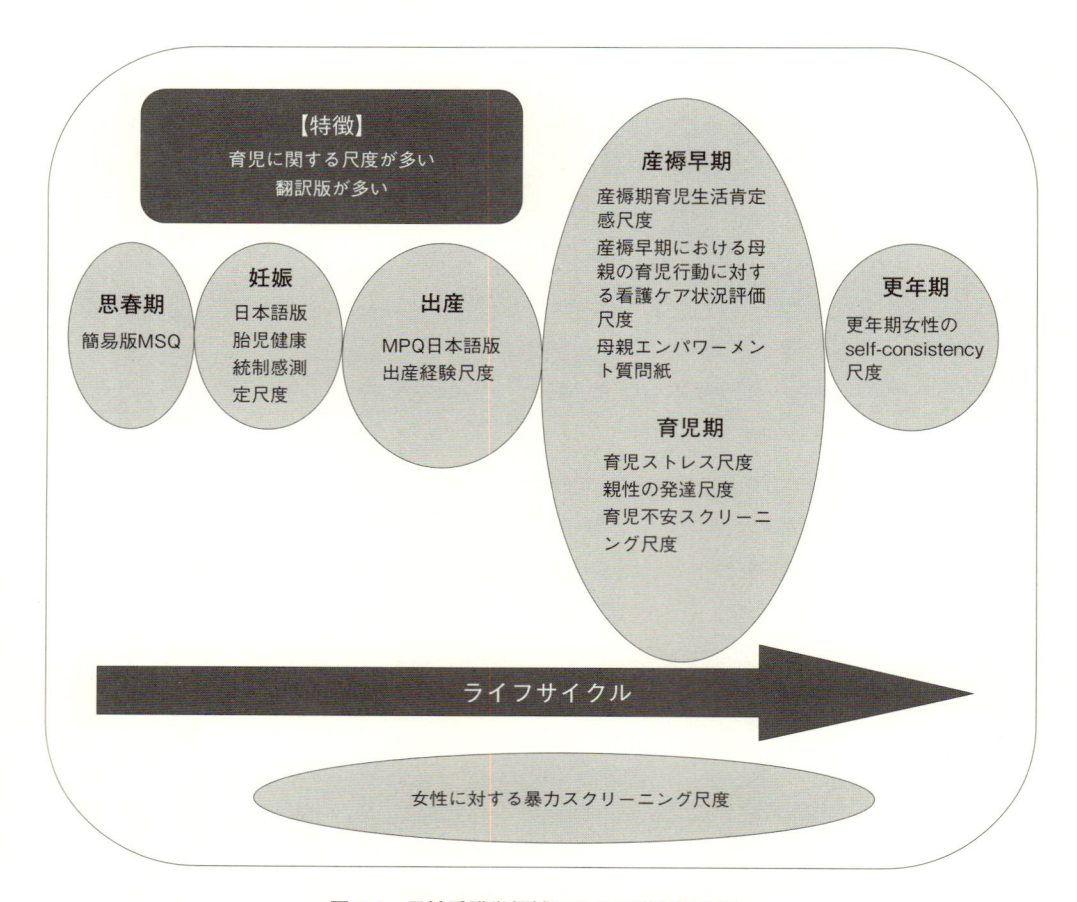

図 3-1　母性看護学領域による尺度の概念図

機関によるフォローアップ期間と考えられている産後1ヵ月までに焦点を当てた尺度があります。直接母子へ看護する期間について注目している尺度は，産褥1ヵ月間に育児を行っている女性の生活に対する肯定感情を測定する「産褥期育児生活肯定感尺度」[8]，母親の視点から見た産褥早期の育児行動に対する看護ケアの実施状況を評価する「産褥早期における母親の育児行動に対する看護ケア実施状況評価尺度」[9] があります。また，産後1-2ヵ月の母親用の尺度として「育児不安スクリーニング尺度」[10] があります。産褥早期から出産後3-4ヵ月頃までを測定対象範囲とした「母親エンパワーメント質問紙」[9] では，母親の「自信」の程度の推移を測定することも可能です。また，母親に限定せず，「親性の発達尺度」[11] では，子どもを出産し養育することによる人間の発達とその背景にある影響要因を測定することを目指しています。育児不安スクリーニング尺度[10] は看護職が作成した尺度ではなく，臨床心理士，医師，栄養士によって開発されたものです。

また，「育児ストレス尺度」は2種類開発されており，乳幼児健康診査を通した育児支援を検討するために開発された「育児ストレス尺度」[12] と育児をしている当事者である母親が育児環境をいかに認知し評価しているかを測定する「育児ストレス尺度」[13] があります。

疾病の罹患率が低い20から40歳代の女性が医療機関を受診する数少ない機会を利用し

てドメスティック・バイオレンスを発見するための指標として「女性に対する暴力スクリーニング尺度」[2]が開発されています。

　全般的に翻訳版が多く，育児中の女性が回答することを配慮して簡易版を作成する傾向があります。育児に関連する尺度が多いのですが，産褥早期，健診場面などの限られた状況の育児を測定しているものです。育児の概念そのものが多面的であるため，完成版とするにはさらなる検討を課題としている尺度が多く見られたと言っていいでしょう。

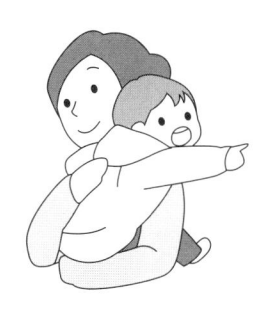

❷ 尺度の使い方

　「コンドーム使用に対する自己効力感測定尺度【翻訳版】」[14]，不妊治療を受けているカップルの親密さを測定する尺度[1]は，男女を問わず使用できますが，カップル単位ではなく，回答者の主観として評価する尺度です。

　また出産体験を評価する尺度は複数ありますが[15][7]，出産後のどの時期に実施するのか特に規定はしていません。妊娠・出産時のケアや出産準備教育の評価として，これらの尺度や出産に対する自己効力感尺度[16]を用いることができます。産後は，看護者がケアを提供できる産褥入院中や，乳児健康診査時に実施することが想定されています。

　月経，出産など身体的変化が心理社会的な側面からも影響を受ける事象に関しては，状況を把握し，支援を提供することを目的に使用される尺度が多いようです。

　ドメスティック・バイオレンスの被害者への支援を目指して開発されたスクリーニング尺度は，15項目で具体的な暴力の内容を問うもの[17]と，より周産期で簡便に使用することを目的とし9項目とした尺度[2]があります。

　項目数は9–74項目と幅広く，健康健診時のスクリーニングを目的とする尺度は項目数が少なく，この領域のケア提供者にあたる看護職を対象とした尺度が多いようです。

　育児に関する尺度は乳幼児健康診査で実施する尺度であっても30項目前後となり，測定する事象が複雑であることがうかがえます。

　対象に関しては，思春期から更年期と対象者の年齢層も広いのですが，質問項目の理解度や回答にあたっても質問紙調査に最も適した年代を対象としています。

　項目の表現に関しては，たとえば暴力に対するスクリーニング尺度では，被害者へ実施する可能性を考慮して，質問内容を非侵襲的な表現にする[2]などの工夫がされているものもあります。

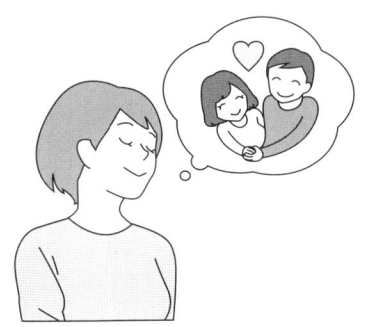

3 代表的な尺度と活用例

1. 尺度の紹介

更年期にある女性の健康相談を受けた際に，すでに活用されている Kuppermann 更年期

表 3-1　更年期女性の self-consistency 尺度の概要

尺度名	更年期女性の self-consistency 尺度（Self-Consistency Scale of Experience in Climacterium：SCS-C）
作成者	飯岡由紀子・小松浩子・麻生武志・久保田俊郎
文献	飯岡由紀子・小松浩子・麻生武志・久保田俊郎（2005）.「更年期女性の self-consistency 尺度」の開発―信頼性と妥当性の検討―. 日本更年期医学会雑誌, 13（1）, 29-39.
尺度の概要	**目的**：更年期における女性の体験を理解するために，self-consistency 理論を基盤にして自己の認知の様相を測定し，更年期女性のケアに対して示唆を得るため。 **意義**：既存の更年期女性を対象とした尺度は身体的側面を測定する尺度であったが，ホルモン分泌に伴う身体症状だけでなく，役割変化や葛藤，喪失感など自己イメージがゆらぐなど，本尺度を用いることで医療者と更年期女性が共有できる更年期女性の認知をより効果的に理解する指標である。 **概念の定義**：self-consistency とは「自己の認知が全体的に統一性のある柔軟性を帯びている状態。その状態は，〔自己がわかる〕，〔自己の安定〕，〔自己のコントロール〕の 3 つの要素で表される。〔自己がわかる〕は生活上の混乱や自己イメージと現実とのギャップから生じる葛藤から，それを改善するため自分に対する理解を深め，ありのままの自分を認め，自尊心を保とうと努力することを示す。〔自己の安定〕は，自己と他者との相互作用において，他者からの刺激に柔軟に対応できる状態を示す。〔自己のコントロール〕は，物事への対処を自ら行えるようにすることであり，自己の統一性を見出そうとすることを示す。 **原案作成方法**：①更年期女性 6 名のインタビューにより質問項目のアイテムプール作成：概念枠組みに依拠して，インタビューデータの内容分析を行い 169 項目作成。②関連文献を基に 10 項目追加。③ 60 項目を目標に，項目を統合・洗練した。 **内容妥当性の検討**：更年期医療に携わる医師・看護師・栄養士と看護の研究・実践に携わる研究者計 15 名が検討した。要素の定義と質問項目の合致度を評価：すべての項目で合致度の割合は 70% 以上。 **回答時間・回答しやすさ・理解しやすさ・心理的負担**：平均 11.3 分，結果を基に回答しづらい項目や不明瞭な項目を修正した **信頼性・妥当性の検討に用いた尺度**：反転項目 29 項目を含む 66 項目，「非常にあてはまる」から「全くあてはまらない」の 4 段階リカートスケール。 **対象** 302 名：調査協力の得られた都内 A 附属病院産婦人科更年期外来通院治療中の患者 257 名と一般住民の中高年女性を対象とした健康フェスティバル参加者 45 名。
信頼性	**内部一貫性**：Cronbach' α は全体 .91。因子 .84-.87。 **安定性**：再テスト法（対象 28 名 /32 名：回収率 84.85%）。相関係数は全体 .70，因子 .71-.83。
妥当性	**構成概念妥当性**：度数分布で偏りのあった 8 項目を除外し，58 項目で探索的因子分析（プロマックス回転），共通性が 0.1 以下の項目と，因子負荷量が 0.4 未満の項目を削除した。第一因子は〔自己の安定〕に設定した項目で否定的な項目が多い→【自己の揺らぎ】自分の感情や思考が混乱し，自分に対する自身や信頼を失い事故が不明瞭になっている状況や，他者との関係性が不安定で対処が難しいと感じている状況。第 2 因子は〔自己のコントロール〕に設定された項目が多く→【自己のコントロール】自分のことについての理解を踏まえて，自分の言動をコントロールしようとするまたはできること。第 3 因子は〔自己をわかる〕と〔自己の安定〕の項目が多い→【自己の受け入れ】身の周り現実に葛藤を抱き，その現実を自分のこととして認めることに関する。 **構成概念妥当性（概念的な収束・弁別）**：自尊感情の概念は SCS-C を内包すると考え，Rosenberg の自尊感情尺度（SES）を用いて収束を検討した。SES と有意な強い正の相関関係があった。**弁別妥当性**：Self-Consistency Scale では，The Geriatric Depression Scale と弱い負の相関があったことから，不安の概念と弱い負の関連があると仮定し，STAI 日本語版を用いて検討し強い負の相関があった。 **基準関連妥当性（併存妥当性）**：自我の同一性が統合している状態に類似すると考え，健康的な自我同一性の実感を充実感をして測定する充実感尺度（FSS）を用いて検討した。FSS の尺度全体と各因子間に相関があった。

指数や簡略更年期指数（SMI）と併用して，「更年期女性の self-consistency 尺度」[4] を使用してみましょう。

　この尺度は標準化されていませんが，多様な症状により不安定な健康状態にある更年期女性が，人生や生活を振り返ることができる尺度です．この尺度は，更年期障害の改善を目的

表 3-2　「更年期女性の self-consisteny 尺度」の下位尺度と項目（飯岡他, 2005）

下位尺度	項目
自己の揺らぎ	自分について深く考えすぎることがある
	自分が悪いと思ったり，自分が嫌になることがよくある
	他者の気になる言葉や態度を何度も思い出すことがある
	他者の気になる言動に対して，イライラして責めたり，クヨクヨする等，過剰に反応してしまう
	少しのことで緊張したり，不安になったりする
	自分に自信がなくて，情けないと思う
	気持ちの切り替えができない
	しなければいけないという思いで行っていることがよくある
	自分の考え方や物事の捉え方を変えてみようと思っている
	何故？どうして？と自分に問い掛けることがよくある
	自分の気持ちがわからなくなり，どうしていいのかわからなくなる
	耐えたり，我慢したりして更年期を乗り越えようとしている
自己のコントロール	今の自分の状況をいろいろな角度から考えようとしている
	自分の目標をもっている
	生きがいや楽しみなどがあり，気分転換する場がある
	心と身体の全体的なバランスを保つようにしている
	今の自分の状況に合わせた生活をしようと様々な取り組みをしている
	気持ちにゆとりがあり，興味をもてるものがある
	生活にメリハリをつけるようにしている
	落ち着いて他者の反応を見ながら，自分の言動を組み立てている
	他者の体験を聞くことで自分を客観的に見つめ直すことがある
	思ったことを行動に移すことができる
	ストレス解消法（気持ちを発散させる方法など）がない
自己の受け容れ	自分には何も残されていないと思うことがある
	今までの自分の人生に虚しさを感じる
	女性としての価値をうしなうのではないかと考えて，不安になる
	今の現実から逃れたいと思う
	毎日の生活に満足している
	今の自分はつらいことばかりだと思う
	自分が老いていくことに対して焦りを感じる
	今の状況がつらくて，どうしたらいいのか考えられない
	自分に魅力がなくなったように感じる
	思うようにいかない現実に対して，悔しさを感じる

飯岡由紀子・小松浩子・麻生武志・久保田俊郎（2005）．「更年期女性のself-consistency 尺度」の開発：信頼性と妥当性の検討．日本更年期医学会雑誌, 13(1), 29-39．著者の許諾を得て掲載．

としてホルモン補充療法を受けている女性へのインタビューに基づいて作成されました。女性が更年期の身体的・心理社会的変化によって生じた混乱や葛藤で揺らいだ状況から，新たに自己を構築して，現実に順応し柔軟に対応できる self-consistency [4] を捉えようとした尺度です。

2. たとえばこんな使い方

【診察や保健指導に活用する】

高橋看護師は婦人科外来で，「更年期女性の self-consistency 尺度」[4] を使って，更年期にある女性の症状や生活を捉えようとしています。また，治療にあたる医師とも尺度の結果を共有し，患者を多面的に捉えて治療や保健指導に生かしたいという意図のもとでの使用を考えています。

ある日，高橋看護師は婦人科外来で初診の問診をとっていました。患者の前田さんは，自らの症状から更年期障害ではないかと疑い，来院したと言います。前田さんは，イライラしたりすることが多く，夜はよく眠れず，口が渇いたり，急に暑くなり，汗が噴き出すことがありました。高橋看護師は，一通りの問診が済んだところで，前田さんに「更年期女性の self-consistency 尺度」[4] の記入を勧めました。高橋看護師は前田さんに回答結果を医師とも共有して治療に活かすことや，看護師が保健指導を行う際に活用することを説明し，前田さんは同意しました。高橋看護師は，前田さんの記入した「更年期女性の self-consistency 尺度」[4] をもとに医師と治療方針を検討し，医師の診察後に前田さんに保健指導を行いました。

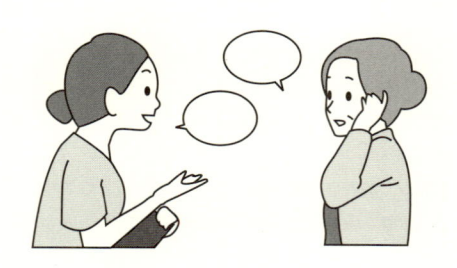

【患者の変化を測定する】

高橋看護師は，外来治療を続けていた前田さんの3ヵ月後に再度「更年期女性の self-consistency 尺度」の記入を求めました。前田さんの「自己の揺らぎ」得点は低下し，「自己のコントロール」と「自己の受け入れ」得点は高くなっていました。前田さんは，この3ヵ月間の症状は良くなってはいないものの，どうやってその症状に対処するのか自分なりにつかめてきたと話していました。

【研究に使用する】

外来では，看護師が患者1人あたり30分の保健指導の時間を取っています。保健指導といっても，その30分間はほとんど看護師が患者の話を傾聴しています。高橋看護師と同僚の看護師は，実はこの30分の保健指導の時間が患者の症状改善に何らかの影響があるので

はないかと思うようになりました。そこで，高橋看護師は同僚の看護師とともに，院内研究として評価研究を行おうと考えました。高橋看護師と同僚は，教育担当者に相談しました。教育担当者は，治療や看護のために尺度を利用することはもちろん有益ではあるが，評価研究としての活用も可能なら，研究計画書を作成して，院内の研究倫理審査委員会に申請するようにと助言してくれました。

　高橋看護師と同僚は研究計画書を作成し，また教育担当者から助言を受けて院内の研究助成金を獲得しました。研究目的のデータ収集であることが患者さんにわかるように，高橋看護師本人ではなく研究の依頼とデータ収集を専任で行うアルバイトを雇うことができました。その研究で得られた結果は貴重なものとなり，看護系学会の学術集会で発表することとなりました。

文献紹介
- 【1】野澤美江子（2004）．不妊治療を受けているカップルの親密さを測定する尺度の開発．看護研究, **37**(7), 51-61.
- 【2】片岡弥恵子（2005）．女性に対する暴力スクリーニング尺度の開発．日本看護科学学会誌, **25**(3), 51-60.
- 【3】難波茂美（2003）．女性学生を対象としたMSQ（Menstrual Symptom Questionnaire）の予備的検討：その因子構造ならびに身体的,心理社会的要因と関連を中心に．日本看護研究学会誌, **26**(2), 63-72.
- 【4】飯岡由紀子・小松浩子・麻生武志・久保田俊郎（2005）．「更年期女性のself-consistency 尺度」の開発：信頼性と妥当性の検討．日本更年期医学会雑誌, **13**(1), 29-39.
- 【5】眞鍋えみ子・林恵美・瀬戸正弘・上里一郎（2001）．日本版 Fetal Health Locus of Control 測定尺度作成の試み．*Quality Nursing*, **7**(5), 417-425.
- 【6】我部山キヨ子（1995）．痛みの質問紙の開発：McGill Pain Questionnaire（MPQ）の作成と検証．看護研究, **28**(2), 133-141.
- 【7】三砂ちづる（2005）．変革のつながるような出産経験尺度（TBE-scale）の開発：主体的出産経験を定義する試み．臨床産婦人科産科, **59**(9), 1303-1311.
- 【8】島田真理恵・恵美須文枝・長岡由紀子・高橋弘子・森明子・遠藤優子（2003）．産褥期育児生活肯定感尺度改訂に関する研究．日本助産学会誌, **16**(2), 36-45.
- 【9】大江誠子（2003）．産褥早期における母親の育児行動に対する看護ケア実施状況評価尺度の開発．日本母性看護学会誌, **3**(1), 17-25.
- 【10】及川裕子（2005）．親性の発達尺度の開発を試みて．*WHS*, **4**, 93-102.
- 【11】吉田弘道・中山龍宏・巷野悟郎・太田ゆりこ・中村孝・山口規容子・牛島廣治（1999）．育児不安スクリーニング尺度の作成に関する研究：1・2ヵ月の母親用試作モデルの検討．小児保健研究, **58**(6), 697-704.
- 【12】手島聖子（2003）．乳幼児健康診査を通した育児支援：育児ストレス尺度の開発．福岡県立大学看護学部紀要, **1**, 15-27.
- 【13】清水嘉子（2001）．育児環境の認知に焦点をあてた育児ストレス尺度の妥当性に関する研究．ストレス科学, **16**(3), 176-186.
- 【14】野々山美希子・白井千香・石川陽子・早乙女智子・飯田子・野田洋子・堀口雅子（2003）．若者の性行動とセーファー・セックスに関するセルフ・エフィカシー（自己効力感）測定尺度の作成．日本性感染症学会誌, **14**(1), 52-59.
- 【15】常盤洋子・今関節子（2000）．出産体験自己評価尺度の作成とその信頼性・妥当性の検討．日本看護科学学会誌, **20**(1), 1-9.
- 【16】亀田幸枝・島田啓子・田渕紀子・関塚真美・坂井明美（2005）．出産に対する自己効力感尺度の検討：結果予期と効力予期の判別の試み．母性衛生, **46**(1), 201-210.
- 【17】石井朝子・飛鳥井望・木村弓子・永末貴子・黒崎美智子・岸本淳司（2003）．ドメスティックバイオレンス（DV）簡易スクリーニング尺度（DVSI）の作成および信頼性・妥当性の検討．精神医学, **45**(8), 817-823.

第4章 小児看護学領域における尺度

① どのような尺度が作られているのか

　子どもは抽象的な思考が発達途上にあるので、質問紙を用いた調査には限界があると言われています。しかし、小児の発達段階を加味した回答しやすい質問紙の作成は期待されているところです。

　小児がん[1]、糖尿病[2]、喘息[3]といった長期にわたる治療や症状を緩和・予防するために生活上の自己管理を必要とする疾患をもつ子どもを対象とした尺度が開発されています。子どもの入院や療養は、子どもの家族にも多大な影響を及ぼすことや家族の感情や態度が子どもの療養生活に影響を与えるため、入院中の患児の家族[4]を対象とした尺度も開発されています。さらに、疾患だけでなく、注射・採血といった医療行為に関する尺度[5]、小児の発達上の特徴から、子ども本人と家族という2つの視点から子どもの状況の評価を試みている尺度もあります[2]。

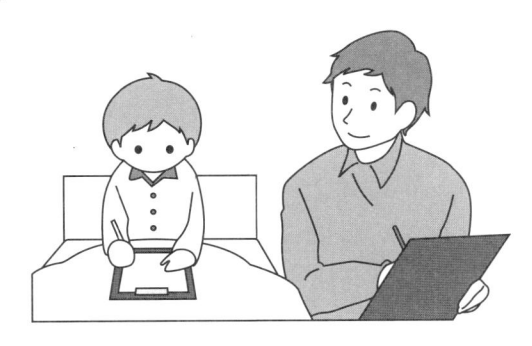

　また、看護職が開発した尺度ではありませんが、中学生以降から青年期を対象として摂食障害患者[6][7]、口腔保健[8]といった子どもの世代に特徴的な健康管理に関する尺度も開発されています。

　看護職が疾患をもつ子どもを対象に開発した尺度で最も多く調査目標となっている概念は、Quality of Life（以下、QOL）です。また、このQOLと自己効力感、対処可能感、コーピングといった成人領域で開発された尺度が測定している概念とその内容はよく似ています。

【特徴】
学童以上が対象となる
こどもとその家族を対象としている
家族からみたこどもを測定することもある

概念：QOL　自己効力感
　　　対処可能感　コーピング

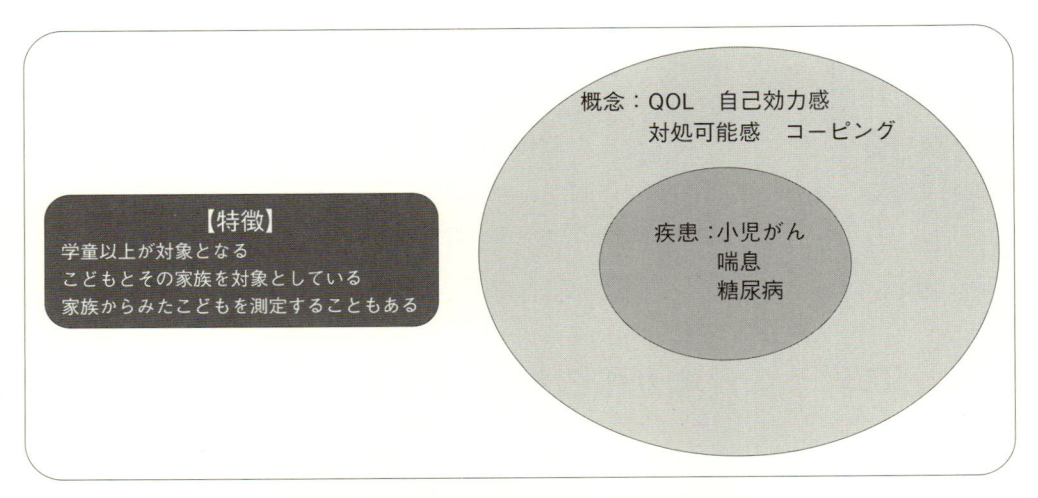

疾患：小児がん
　　　喘息
　　　糖尿病

図 4-1　小児看護学領域における尺度の概念図

2　尺度の使い方

　多くの子どもを対象とした尺度は，学童以上を対象としています。また，自記式質問紙に回答できる年齢として，具体的操作期に入る小学校 3 年生以上が望ましいと言われています[2]。質問文はひらがなを主体に漢字にはふりがなが付けられたり，括弧内に同じ意味に使われる口語や例示があるなど，小学校 1 年生（7 歳）から使用が可能です。
　小学校高学年から中学生用の尺度と高校生の尺度を分けて開発した糖尿病に関連した満足度（QOL）の尺度は，対象者の発達に合わせて QOL の内容が変化することに対応しています。質問項目数は，小学校高学年から中学生用の尺度が 18 項目，高校生用の尺度が 19 項目と，年齢によって質問項目数に大きな差はありませんが，20 項目未満となっていて，質問項目数を少なくする工夫がされています[2]。
　また，子どもと家族の両者の QOL を測定する試みとして子どもの年齢についての記載がありませんが，25 問の尺度もあります[1]。

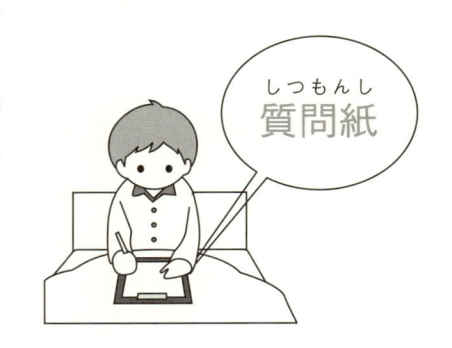

3　代表的な尺度と活用例

1．尺度の紹介
　学童向けの「注射及び採血を受ける学童の自己効力感尺度」を紹介します。この尺度は，質問文が回答する子どもにとってわかりやすい表現になっています。また，質問文の中の言

葉の意味が子どもに伝わるように例が示してあります。さらに，質問文は主にひらがなで書かれてあり，漢字にはふりがながふられています。

表4-1 小児看護学領域の代表的な尺度の概要

尺度名	注射及び採血を受ける学童の自己効力感尺度
作成者	江本リナ
文献	江本リナ（2003）．注射及び採血を受ける学童の自己効力感尺度の開発．日本小児看護学会誌，12(2)，8-15．
尺度の概要	**目的**：注射および採血（以下，注射をする）を受けることに対する学童の自己効力感を査定する尺度。 **意義**：これまで子どもにとって注射のような医療行為は受動的な出来事と捉えられていたが，学童は自分なりの方法で取り組もうとしていることが質的な研究で明らかになっており，尺度によりその査定が可能になる。 **概念の定義（注射に取り組む学童の自己効力感）**：同じ注射を受けるとき，それに取り組む行動をどれだけ行えると思っているのかという学童の自信 **原案の作成法**：フィールドワークより得られた内容と文献を基に作成 **原版**：60項目。「すごくできるとおもう」（4点）から「ぜんぜんできないとおもう」（1点）の4段階リカートスケールで回答を求め配点した。 **信頼性・妥当性の検討についての調査の概要**：関東圏内の医療施設に入院，あるいは通院している学童（7-12歳）で，採血，静脈内点滴注射，筋肉内注射，皮下注射を経験，今後も同じ注射を受ける予定のある子どもで学童と家族の両者から同意が得られたもの107名のうち，有効回答82名（76.6％）。
信頼性	**内的整合性**：クロンバックα係数は .95 **安定性**：5日後の再テスト法で，r=.88（p<.01）
妥当性	**表面妥当性・内容妥当性**：自己効力感の概念に精通した研究者1名，小児看護学で博士課程を修了した研究者1名，小児看護の臨床経験が5年以上ある専門家5名で質問項目について定義した概念を表すものか検討し，15項目へ絞った。再度，質問項目と概念との整合性を図ったのち，同意の得られた小学1-6年生の30名から，理解が困難な表現は改め，分節・ふりがなをつけるなどの工夫をした。また，身体侵襲の激しい腰椎穿刺・骨髄穿刺は省き，学童10名に回答してもらい理解可能であることを確認した。 **構成概念妥当性**：「小学生用ストレス反応尺度」との相関は -.70（p<.01），「自尊感情尺度」との相関は .39（p<.01）であった。また，罹患年齢による群間の比較を一元配置分散分析により比較し，罹患年数が1年未満の学童は，その他の年数の学童より平均値は低い。

表4-2 「注射及び採血を受けることに対する学童の自己効力感尺度」質問項目

わたしは（ぼくは）ちゅうしゃが 始まるまで にげださないでいられる
わたしは（ぼくは）ちゅうしゃが 始まる前に 泣かないでいられる
わたしは（ぼくは）ちゅうしゃが 始まるまで おちついていられる
わたしは（ぼくは）ちゅうしゃが 始まるまで 待っていられる
わたしは（ぼくは）針をさされる 心のじゅんびが すぐできる
わたしは（ぼくは）針をさされる かくごが すぐできる
だれにも 言われなくても ちゅうしゃの ときに わたしが（ぼくが）しなければ ならない ことは できる
わたしは（ぼくは）おいしゃさんや かんごふさんの 言うとおりに できる
わたしは（ぼくは）ちゅうしゃを するときの姿勢を（かっこうを）つくることが できる（たとえば うでを まっすぐに のばしていることなど）
わたしは（ぼくは）針を ささるとき ぐっとこらえることが できる
わたしは（ぼくは）ちゅうしゃの あいだ じっとして いられる
わたしは（ぼくは）ちゅうしゃのあいだ ピクリとも しないで いられる
わたしは（ぼくは）ちゅうしゃの あいだ あばれないで いられる
わたしは（ぼくは）ちゅうしゃの あいだ 泣かないで いられる
わたしは（ぼくは）ちゅうしゃを じょうずに うけることが できる

江本リナ（2003）．注射及び採血を受ける学童の自己効力感尺度の開発．日本小児看護学会誌，**12**(2)，8-15．著者の許諾を得て転載。

2. たとえばこんな使い方

【事前の心の準備状況を把握する】

　太田看護師は，その日入院してきた颯太ちゃんが点滴を受ける際の準備状況を把握するために，点滴をするための留置針の刺入の前に，「注射及び採血を受ける学童の自己効力感尺度」[5]を実施しました。太田看護師は，颯太ちゃんの傍に寄り添い，1項目ずつ颯太ちゃんとゆっくり質問文を読み合わせました。颯太ちゃんは，時々太田看護師を見つめながら，回答を選んで選択枝に丸をつけていきました。しっかりしているように見えた颯太ちゃんですが，「すこしできる」が2項目で，他は「あまりできない」ばかり。「わたしは注射がはじまるまで，にげださないでいられる」は「ぜんぜんできない」に大きく丸印をつけました。太田看護師は，颯太ちゃんに「注射がこわいんだね」と優しく声をかけました。颯太ちゃんは大きくうなずきました。太田看護師は，この尺度を使用することで，颯太ちゃんが留置針を刺入されることをまだ受け入れていないことがわかりました。

【介入後の変化を確認する】

　太田看護師は颯太ちゃんに，点滴の模型と熊のぬいぐるみを患者さんに見立てて，注射の手順を丁寧に説明しました。そして，颯太ちゃんに，なぜ点滴が必要なのか簡単な言葉をつかって説明しました。颯太ちゃんは，真剣に太田看護師の話を聞いていました。

　太田看護師は，一通りの説明が終わった後，颯太ちゃんが点滴のための留置針を刺入されることをどの程度受け入れているのか確認するために，再度「注射及び採血を受ける学童の自己効力感尺度」を用いて颯太ちゃんに尋ねることにしました。太田看護師は，初回に颯太ちゃんが回答した「注射及び採血を受ける学童の自己効力感尺度」の用紙を颯太ちゃんに提示して，1項目ずつ颯太ちゃんに確認しました。颯太ちゃんは「すごくできるとおもう」と回答する項目が増えました。そして，「わたしは注射がはじまるまで，にげださないでいられる」には，「すこしできるとおもう」と回答しました。太田看護師は颯太ちゃんに「私が傍にいて手をにぎっていたら，点滴してもいい？」と尋ねました。颯太ちゃんは静かにうなずいたので，太田看護師は医師に点滴の刺入を依頼しました。

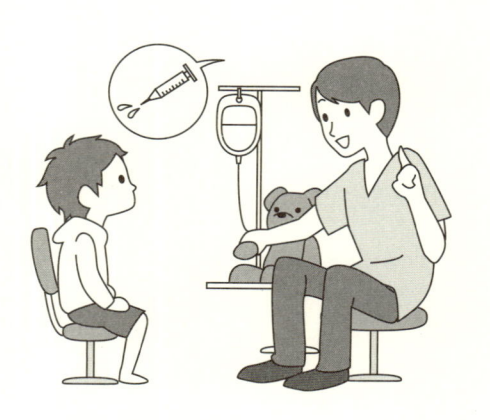

　その後順調に2週間が過ぎ，いよいよ退院の日が来ました。あいさつを兼ねて様子を見に行った太田看護師に颯太ちゃんはすこし誇らしげにこう言いました。「ぼく，もう注射なんて平気だよ」。太田看護師は，颯太ちゃんの成長が確認できてとてもうれしく思いました。

文献紹介

【1】石田也寸志・本郷輝明・堀浩樹・足立壮一・圀府寺美・青柳憲幸・脇口宏・上田一博（2003）．小児がん患児・家族のQOLアンケート調査—第1報調査票の信頼性．日本小児血液学会雑誌, **17**, 364-376.

【2】中村伸枝・松浦信夫・佐々木望・佐藤浩一・宮本茂樹・兼松百合子（2005）．1型糖尿病の学童から青年の「糖尿病に関連した満足度（QOL）」質問紙の検討．日本糖尿病・看護学会誌, **9**(1), 4-13.

【3】杉浦太一・浅野みどり・石黒彩子・三浦清世美・鳥居新平（2003）．喘息をもつ学童を対象とした自記式QOL調査票の改良—改訂版（JSCA-QOL Ver.2）の信頼性・妥当性の検討．日本看護医療学会雑誌, **5**(1), 24-34.

【4】藤原千恵子（2003）．入院児の家族コーピングに関する研究—家族コーピング尺度の開発．家族看護学研究, **9**(1), 2-9.

【5】江本リナ（2003）．注射及び採血を受ける学童の自己効力感尺度の開発．日本小児看護学会誌, **12**(2), 8-15.

【6】槙野葉月・馬場安希・小林清香・内田優子・伊藤順一郎（2004）．摂食障害患者を対象とする対処可能感覚尺度の開発．精神医学, **46**(3), 249-255.

【7】堀田千津子・高田靖子（2004）．摂食障害早期発見のための簡易質問票の妥当性の検討—摂食態度得点の試み．教育医学, **49**(4), 260-268.

【8】河村誠・岡田貢・笹原妃佐子（2005）．若年者の口腔自己管理評価質問票（オスカ）の開発と再テスト法による信頼性について．広大歯誌, **37**, 72-81.

第5章 成人看護学領域における尺度

1 どのような尺度が作られているのか

　成人看護学領域における評価尺度の開発は，対象も測定概念も多彩で広範にわたっています。対象者は一般成人の他，がん，脳神経疾患，循環器疾患，泌尿器疾患，内分泌疾患，周手術期，重症・救急など，各種看護領域における患者です。測定概念は，全体ではストレス・コーピングに関連した概念が最も多く，次いでQOL，抑うつや気分などを捉えようとするメンタルヘルスに関連する概念，痛みや排せつ障害，倦怠感などの身体症状に関連する概念が多く認められます。その他，セルフケア，ソーシャルサポート，生きがいや死生観，家族を捉えようとする尺度も開発されています。

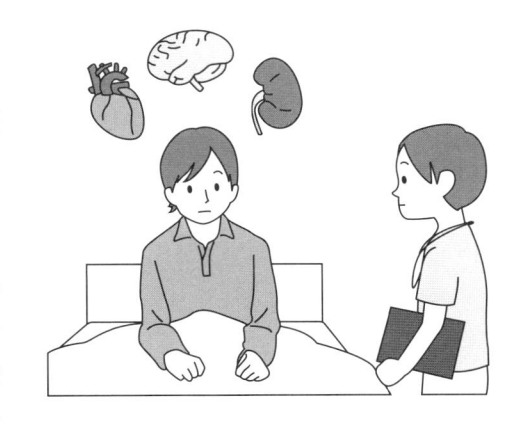

　尺度開発の対象別にどのような概念が扱われているのかを見てみると，一般成人を対象としたものでは，職場環境や日常生活でのストレスやそれへのコーピングを測定しようとする尺度[1][2][3][4][5]，不安，感情，主観的健康状態などメンタルヘルスを測定しようとする尺度[6][7][8]，健康に関する自己管理能力を評価したりそのための支援の必要性を把握するための指標としてセルフケアや自己管理スキルなどの概念を測定する尺度[9][10][11]が多く開発されています。

　がん看護学領域では，がん患者の痛みや倦怠感などの身体症状を捉えるための尺度[12][13]や，抑うつや苦悩などの精神状態を捉えるための尺度[14][15]，がん患者の適応力に焦点を当てて対処能力や自己効力感などを捉えようとする尺度[16][17]も見られます。

　脳神経疾患患者を対象としたものでは，脳梗塞後の障害によるストレスの認知的評価[18]やコーピング[19]，自尊感情[20]を測定する尺度が開発されています。また，難病患者を対象とする尺度として，主観的なQOLを測る尺度[21][22][23]も精力的に開発が試みられています。

　心臓循環器疾患患者を対象とする領域では，虚血性心疾患や慢性心不全，心房細動といった限定された疾患に特異的なQOL尺度[24][25]の開発が行われているのが特徴です。また，心筋梗塞患者の運動療法へのアドヒアランスを測定する尺度開発[26]もあります。

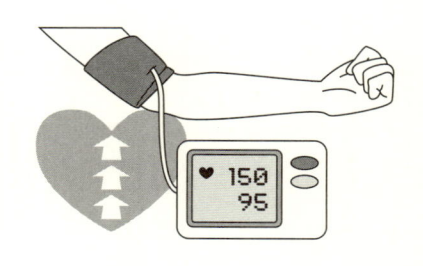

腎泌尿器系疾患患者を対象とするものは，「透析患者の食事管理の自己効力感尺度」[27]，「慢性腎疾患におけるセルフケア行動尺度」[28]，「高血圧患者の日常生活における自己管理度測定尺度」[29]といった尺度が，患者自身のセルフケアや自己管理能力のアセスメントや介入後の評価指標としての活用を目指して作成されています。

一方，同様に食生活や日常の運動の自己管理が重要となる糖尿病患者を対象とするものでは，「糖尿病患者の家族のソーシャルサポート測定尺度」[30]，「2 型糖尿病患者の食事療法負担感尺度」[31]が開発されていました。

周手術期領域では，人工股関節全置換術患者[32]といった，術式特有の患者の QOL を測定する尺度の開発がありました。最後に，重症・救急領域では家族のニーズ[33][34]や健康[35]に着目した尺度の開発がみられたことが特徴的でした。

② 尺度の使い方

一般成人を対象として開発されたストレスやコーピング，自己管理能力などを捉える尺度は，地域や職場でのヘルスプロモーション活動に活用することが可能でしょう。支援の必要性をアセスメントしたり，支援の結果を評価したりする場合に有用です。この領域で開発されている尺度の項目数は多い傾向があり，たとえばストレス・コーピングに関わる尺度は「ストレス・コーピング尺度」123 項目[1]，「職場ストレススケール」73 項目[2]，少ないもので「勤労者のためのコーピング特性簡易尺度」20 項目[3]です。項目数の多い尺度は，回答に時間がかかりますが，より詳細な情報を得ることができるので，個別の具体的な健康教育や指導に役立てることを重視する場合には有効です。一方，多くの中から支援の必要な人を拾い上げるというスクリーニングを主な目的とするならば，項目数の少ない尺度の活用を検討するとよいでしょう。

臨床看護実践の場では，疾患をもつ患者の状態や状況をアセスメントしたり，実践の評価を行うことへの尺度活用が期待されます。ただし，各領域で開発された尺度は，特定の疾患や状況に限定して開発されたものも多く（たとえば，放射線治療中のがん患者の倦怠感[12]），開発された対象者とは異なる疾患や状況で活用したい場合には，そのままでは使えないこともあります。

疾患をもつ人を対象とした自記式の測定用具である場合，病態や症状の程度によっては，回答するのに負担が大きいこともあります。また ADL の低下やコミュニケーション障害，視力障害のある対象者もあり，自記式質問紙に回答することへの限界も考慮して使う必要があるでしょう。たとえばがん患者を対象として開発された「排便障害尺度」9 項目[13]，「がん患者用自己効力感尺度」10 項目[16]，「神経難病患者の QOL 尺度」27 項目[22]，「難病患者

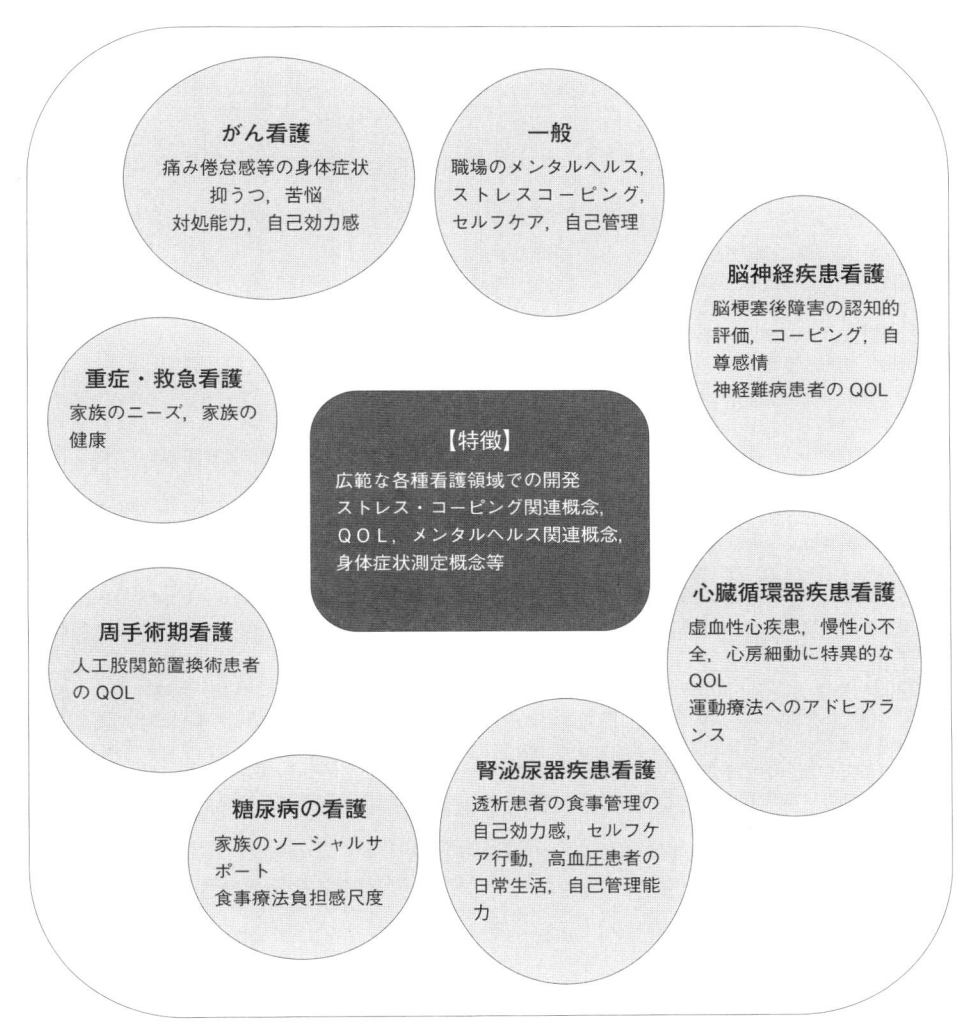

図5-1　成人看護学領域における尺度の概念図

に共通の主観的QOL尺度」9項目[21]と回答者の負担が最小限となるよう工夫されたものもあります。こうした項目数の少ない尺度や，聞き取りによる評価も可能な尺度を検討するとよいと思います。

❸ 代表的な尺度と活用例

1. 尺度の紹介

　ここでは，成人看護学領域で開発された代表的な尺度として，本庄（1997, 2001）による「慢性病者のセルフケア能力を査定する質問紙」[36][37]を取り上げます。原案作成から複数回の信頼性・妥当性検討を経て丁寧に開発された尺度です。

表 5-1 成人看護学領域の代表的な尺度の概要

尺度名	慢性病者のセルフケア能力を査定する質問紙 The Self-Care Agency Questionnaire（SCAQ）
作成者	本庄恵子
文献	本庄恵子（1997）．壮年期の慢性病者のセルフケア能力を査定する質問紙の開発－開発初期の段階－．日本看護科学学会誌，17(4)，46-55． 本庄恵子（2001）．慢性病者のセルフケア能力を査定する質問紙の改訂．日本看護科学学会誌，21(1)，29-39．
尺度の概要	**目的**：熟年期にある慢性病者のセルフケア能力を査定する尺度． **内容**：4下位尺度29項目から構成されている（2001年度改訂版）：健康への関心9項目，体調の調整8項目，有効な支援の獲得6項目，健康管理法の獲得と継続6項目． **評価方法**：自記式，5段階リカートスケール 最初の開発が1997年に，その後改訂版の作成が2001年に発表されている．
概念の定義	**熟年期にある慢性病者**：年齢40歳から65歳で，慢性病の診断成立後6ヶ月以上が経過し，内科・循環器内科に外来通院もしくは入院している者 **セルフケア能力**：個人がより良い状態を得るために自分自身および環境を統制する意図的な行動を遂行するための能力．後天的な能力で学習により獲得が可能である．
原案作成方法	演繹的な方法および帰納的な方法を用いて質問紙の原案は作成された． 演繹的な方法として，Oremらの開発したセルフケア能力の10個のパワー構成要素を基盤とし，Eriksonの発達課題から捉えた壮年期の特性，Straussらの唱える慢性病者の特性，土居の主張にみられる日本人の文化社会的特性を統合し，演繹的にセルフケア能力の構成概念（下位尺度）とそれに含まれる質問項目を検討した．帰納的な方法として，49名の慢性病者に半構成的な面接調査を行い，質的なデータを収集し，分析結果を踏まえて質問紙の原案を作成した（本庄，1997，p.49）．
妥当性	**最初の開発（1997）**：5下位尺度42項目（必要なことへの関心と注意15項目，体調お調整9項目，動機づけ7項目，社会生活への統合6項目，有効な支援の獲得5項目） **内容妥当性**：慢性病者のケア，セルフケアに精通している大学院修士課程修了以上の看護研究者16名，臨床経験5年以上の正看護師5名が，項目と下位尺度の一致度を検討． **表面妥当性**：慢性業者19名（男性10名，女性9名）に回答してもらい，回答の所要時間，わかりにくい点や改善点について検討． **構成概念妥当性**：慢性病者200名から得られた有効回答をデータとして検討．因子分析（主因子法・バリマックス回転）を行い，抽出された因子と下位尺度との間にある程度の一致が認められた．因子5までの累積寄与率は41.6％． **内的整合性**：下位尺度クロンバックα　0.70-0.88（全体0.92） **安定性**：0.46-0.87（全体0.87） **質問紙の改訂（2001）**：4下位尺度29項目（上記） **第1段階**：構成概念妥当性：外来通院中の者93名，入院中の者17名（合計94名）から得られたデータを分析対象として，因子分析と既知グループ技法により検討． セルフケア能力を査定する質問紙としての妥当性の検討：Exercise of Self-Care Agency Scale35項目との相関関係を検討．SCAQとESCA-35は強い正の相関（$r=.72, p<.001$）が示され，セルフケア能力を査定する質問紙としてのSCAQの妥当性が示唆された． **第2段階**：外来通院中の者209名，入院中の者41名（合計250名）から得られたデータを対象として，因子分析（主因子法，バリマックス回転），既知グループ技法にて構成概念妥当性を検討．因子分析は因子数を4として累積寄与率43.3％，第1段階の因子分析の結果と比較⇒ある程度類似した下位尺度が得られた．既知グループ技法では，医師の評価による疾病のコントロール状態の良好群，普通群，不良群の得点の有意差によって検討⇒体調の調整を除くすべての下位尺度と質問紙全体は，疾病のコントロール状態の違いによって得点に有意差があり，構成概念妥当性が支持された．
信頼性	**第1段階**：クロンバックα（$N=94$）　全体で0.92，下位尺度0.80-0.84 安定性（$N=36$）：全体で0.85，下位尺度0.65-0.80⇒安定性が支持された **第2段階**：クロンバックα（$N=250$）全体で0.91，4下位尺度は健康管理方法の獲得と継続（10項目）0.86，体調の調整（7項目）0.83，健康管理への関心（7項目）0.79，有効な支援の獲得（5項目）0.73⇒内的整合性が支持された

表 5-2 「慢性病者のセルフケア能力を査定する質問紙（SCAQ）」の下位尺度と質問項目

下位尺度	質問項目
健康への関心	まわりに迷惑をかけないように元気でいたい
	自分の健康に関係する話題には自然と耳が行く
	自分なりに人の役に立てるように健康に気をつけたい
	何か行動するときに，自分の健康状態を頭の片隅に置いている
	自分の状態の悪化には早めに気がつくように注意している
	自分のことはできるだけ自分でしたい
	自分の責任を果たせるよう健康に気をつけたい
	検査の結果に注意している
	自分の健康を壊すようなことはしたくない
体調の調整	ちょっと変だなと思ったら休む
	副作用など治療の影響に気をつけている
	無理をしないようにしている
	具合が悪いときには，適当に仕事あるいは家事の手を抜いている
	自分の健康に良くない場所を避ける
	つらい時には楽な姿勢をとる
	年齢による体力の衰えに気をつけている
	自分ができないところは人にやってもらっている
有効な支援の獲得	必要なことを理解して後押ししてくれる人がいる
	周りの人の協力や励ましがある
	健康によくないことをしそうなときブレーキをかけてくれる人がいる
	必要なことを自分の生活に組み込んで行なっている
	相談ができる医療者がいる
	より良い状態でいるために生活の中で必要なことはわかっている
	自分の健康に良いことを自然と続けている
健康管理法の獲得と継続	健康を保つ上で必要なことを行なうコツを覚えた
	健康を保つためにやろうと決めたことはやり通したい
	自分なりの健康法で，病気とうまくつきあっている
	健康に悪影響が出ないように生活を調整している
	自分にとって必要なことを，周りに話して理解を得る

本庄恵子（2001）．慢性病者のセルフケア能力を査定する質問紙の改訂．日本看護科学学会誌，21(1)，29-39．著者の許諾を得て掲載。

2. たとえばこんな使い方

【個別指導に活用する】

中岡看護師が働く内科外来では，「慢性病者のセルフケア能力を査定する質問紙（SCAQ）」を使って糖尿病患者さんのセルフケア能力を把握し，指導の必要性や指導内容や方法を検討しています。佐藤さんは58歳の主婦です。市民検診で糖尿病を指摘され受診するようになりましたが，血糖値のコントロールが不良です。中岡看護師は，待合の時間に質問紙を佐藤さんに渡し，回答してもらうように説明して承諾を得ました。回答の結果からは，SCAQの全体的な得点が低く，「健康管理への関心」と「有効な支援の獲得」の得点が低いことがわかりました。これをもとに佐藤さんに受診後に話を聞くと，2人の娘は成人して最近2人とも

独立してしまい，気が抜けて，外出も億劫となってしまっているような状態であると話されました。また，食事は夫の好みに合わせて味付けのしっかりしたものを用意しなくてはならないけれど，夫は仕事で忙しく食事はほとんどひとりで食べていて，ついつい好物の果物やお菓子類に手が出てしまっているということや，自分の病気のことはまだ家族の誰にも話していないということを話してくれました。

　中岡看護師は，このままでは内服薬やインシュリンの注射が必要となってしまうことを話して佐藤さんの健康管理への関心を喚起するとともに，その具体的な方法として食事はご主人とは味付けを別にすることや，気分転換に佐藤さんが元々日課にしていた散歩やお友達とのフィットネスクラブ通いを再開することを提案しました。さらに，娘や夫に相談して，佐藤さん本人の状況をわかってもらうことを勧めました。1ヵ月後の再受診の際には，またその後の状況について話すことを約束しました。その時には，また同じ質問紙を使ってその後の佐藤さんのセルフケア能力がどのように変化したか検討する予定です。

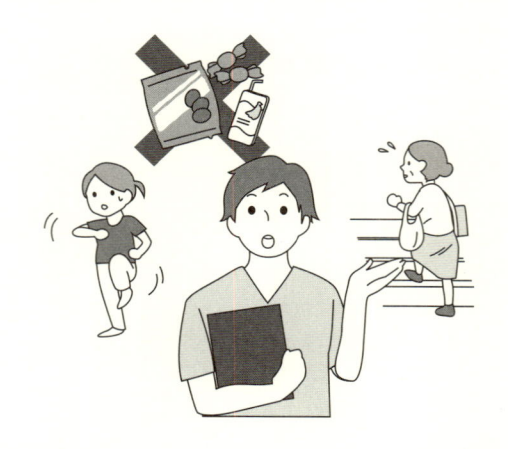

【退院指導プログラムの評価とバージョンアップに活用する】

　山城看護師は循環器内科病棟で働いています。今回，病棟で行ってきた高血圧患者さんへの退院指導プログラムを見直して修正を加えて実施することになりました。修正点はご家族も含めた退院指導を加えたことです。新しい退院指導プログラムを評価するために，旧プログラムで退院指導を受けた患者さん，新しいプログラムで退院指導を受けて退院した患者さんそれぞれに，指導前，退院後1ヵ月後，退院後3ヵ月後に「慢性病者のセルフケア能力を査定する質問紙SCAQ」に答えてもらい，セルフケア能力の変化を明らかにすることを計画しました。個人情報の保護や研究参加への自由意思の保障など倫理的配慮を整えて，所属病院倫理委員会の承認を得て実施しました。男性30人，女性30人の患者さんが研究調査に参加してくださいました。分析の結果，家族も含めて指導する新しい退院指導プログラムは，退院1ヵ月後，退院3ヵ月後

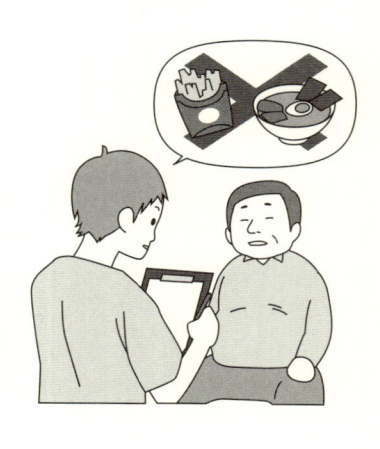

で退院前より SCAQ 得点は上昇していました。また，退院後 1 ヵ月と退院後 3 ヵ月の時点で新プログラムは旧プログラムより SCAQ 得点が有意に高いという結果が得られました。このことから，家族を含めて行う新しい退院指導プログラムは，高血圧患者さんのセルフケア能力を高めることを客観的に確認することができました。研究に対する興味が膨らんだ山城看護師たちは次に，新しい退院指導プログラムによる患者さんのセルフケア能力の変化と実際の血圧のコントロール状況との関連を検討することを計画しています。

文献紹介

【1】足立はるゑ・井上眞人・井奈波良一（2005）．看護職のストレスマネジメントに関する研究　ストレス・ストレスコーピング尺度（SSCQ）の看護職への適用．産業衛生学雑誌，47(1), 1-10.

【2】小杉正太郎・田中健吾・大塚泰正他（2004）．職場ストレススケール改訂版作成の試み（I）　ストレッサー尺度・ストレス反応尺度・コーピング尺度の改訂．産業ストレス研究，11(3), 175-185.

【3】影山隆之・小林敏生・河島美枝子・金丸由希子（2004）．勤労者のためのコーピング特性簡易尺度（BSCP）の開発　信頼性・妥当性についての基礎的検討．産業衛生学雑誌，46(4), 103-114.

【4】佐々木恵・山崎勝之（2002）．コーピング尺度（GCQ）特性版の作成及び信頼性・妥当性の検討．日本公衆衛生雑誌，49(5), 399-408.

【5】辻裕美子・塚本尚子・岡田宏基他（1999）．日常ストレス対処行動の評価尺度の作成．精神保健研究，12, 53-61.

【6】橋本公雄・徳永幹雄（1999）．メンタルヘルスパターン診断検査の作成に関する研究（1）　MHP 尺度の信頼性と妥当性．健康科学，21, 53-62.

【7】小泉直子・藤田大輔・二宮ルリ子・中元信之（1998）．State-Trait Anxiety Inventory（STAI）の統計学的検査項目減数化によるスクリーニングテスト．産業衛生学雑誌，40(4), 107-112.

【8】笹川智子・金井嘉宏・村中泰子・鈴木伸一・嶋田洋徳・坂野雄二（2004）．他者からの否定的評価に対する社会的不安測定尺度（FNE）短縮版作成の試み　項目反応理論による検討．行動療法研究，30(2), 87-98.

【9】石井光一，上西一弘，石田裕美，久島泰仁（2005）．簡便な「カルシウム自己チェック表」の開発とその信頼度の確定．Osteoporosis Japan, 13(2), 497-502.

【10】髙橋浩之・中村正和・木下朋子・増居志津子（2000）．自己管理スキル尺度の開発と信頼性・妥当性の検討．日本公衆衛生雑誌，47(11), 907-914.

【11】吉本優子・武藤志真子・前迫孝憲（2003）．食生活の自己管理に対する自己効力感尺度の開発に関する研究．Health Sciences, 19(2), 99-111.

【12】上里みどり（1999）．放射線治療中の癌患者の倦怠感に関する研究．日本がん看護学会誌，13(2), 48-59.

【13】佐藤正美，数間恵子，石黒義彦（1996）．直腸癌肛門括約筋温存術後患者の排便障害とセルフケア行動に関する研究（その1）　排便障害の実態と排便障害評価尺度の作成．日本ストーマリハビリテーション学会誌，12(1), 27-38.

【14】川瀬英理・下津咲絵・今里栄枝・唐澤久美子，伊藤佳幸，齋藤アンネ優子，松岡豊，堀川直史（2005）．がん患者の抑うつに対する簡易スクリーニング法の開発　1質問法と2質問法の有用性の検討．精神医学，47(5), 531-536.

【15】金子眞理子（1999）．「がん患者苦悩尺度」の開発　信頼性と妥当性の検討．聖路加看護学会誌，3(1), 25-32.

【16】塚本尚子（1998）．がん患者用自己効力感尺度作成の試み．看護研究，31(3), 198-206.

【17】藤田佐和（2001）．日本語版がん体験者のMastery of Stress Instrument の開発過程．高知女子大学紀要，50, 27-43.

【18】小西かおる（2000）．脳血管障害患者における障害によるストレスの認知的評価尺度の開発．日本在宅ケア学会誌，4(1), 62-71.

【19】齋藤圭介・原田和宏・津田陽一郎・香川幸次郎・中嶋和夫・高尾芳樹（2001）．脳卒中患者を対象としたコーピング尺度の開発．東京保健科学学会誌，4(1), 29-37.

【20】篠原純子・兒玉和紀・迫田勝明・金久重子・百本文子（2002）．脳梗塞発症後の患者におけるRosenberg 自尊感情尺度の信頼性・妥当性．九州大学医療技術短期大学部紀要，29, 87-96.

【21】川南勝彦，藤田利治，簑輪眞澄，古谷野亘（2000）．難病患者に共通の主観的QOL 尺度の開発．日本公衆衛生雑誌，47(12), 990-1003.

【22】星野明子・篠崎育子・信野左千子他（1995）．神経難病患者のquality of life 評価尺度の開発．日本公衆衛生雑誌，42(12), 1069-1082.

【23】山口拓洋・大生定義・斎藤真梨・伊藤陽一・森若文雄・田代邦雄・大橋靖雄・福原俊一（2004）．ALS 特異的QOL 尺度ALSAQ-40 日本語版　その妥当性と臨床応用にむけて．脳と神経，56(6), 483-494.

【24】田村政幸・大宮一人・山田純生・岡浩一朗・鈴木規之・長田尚彦・三宅良彦（2003）．慢性心不全患者のための疾患特異的生活の質（QOL）尺度の開発．*Journal of Cardiology*, 42(4), 155-164.

【25】山下武志・熊谷浩一郎・是恒之宏・三田村秀雄・奥村謙・小川聡・内藤佳津雄・長嶋紀一（2003）．心房細動特異的QOL 評価法（Atrial Fibrillation Quality of Life Questionnaire　AFQLQ）の開発．心電図，23(4), 332-343.

【26】山西緑（2003）．心筋梗塞患者の運動療法へのアドヒアランスを測定する質問紙の開発　開発の初期段階．日本赤十字看護大学紀要, **17**, 38-45.
【27】岡美智代・戸村成男・宗像恒次他（1996）．透析患者の食事管理の自己効力尺度の開発．日本看護学会誌, **5**(1), 40-48.
【28】石川慶和・小畑文也（2006）．慢性腎疾患におけるセルフケア行動尺度の作成と妥当性の検討．心身障害学研究, **28**, 175-185.
【29】坪田恵子・上野栄一・高間静子（2005）．高血圧症患者の日常生活における自己管理度測定尺度の作成．日本看護研究学会雑誌, **28**(2), 73-80.
【30】矢田和誉・横田恵子・高間静子（2003）．糖尿病患者の家族のソーシャルサポート測定尺度作成の試み．富山医科薬科大学看護学会誌, **5**(1), 97-104.
【31】多留ちえみ・宮脇郁子・矢田真美子・宮田哲・木戸良明・井上朋子・谷口洋（2005）．2型糖尿病患者の食事療法負担感尺度の開発．糖尿病, **48**(6), 435-442.
【32】泉キヨ子・平松知子・土屋尚義他（1995）．人工股関節全置換術患者のQuality of Life質問紙（Modified Arthritis Impact Measurement Scale）の信頼性と妥当性に関する検討．金沢大学医療技術短期大学部紀要, **19**, 95-100.
【33】辰巳有紀子・羽尻充子・中村尚美・当目雅代・恒藤暁・柏木哲夫・橋本悟・藤田綾子（2005）．ICU患者家族のニーズの抽出とニーズ測定尺度の開発．日本集中治療医学会雑誌, **12**(2), 111-118.
【34】山勢博彰・山勢善江・石田美由紀・佐藤憲明・菅原美樹・瀬川久江・松本幸枝・坂田久美子・石井明代・林明美・川谷陽子・島本千秋・西尾治美（2003）．重症・救急患者家族アセスメントツールの開発　完成版CNS-FACEの作成プロセス．日本集中治療医学会雑誌, **10**(1), 9-16.
【35】榊由里（2005）．家族システムの健康を測定する尺度の作成と信頼性・妥当性の検討．日本赤十字看護学会誌, **5**(1), 48-59.
【36】本庄恵子（1997）．壮年期の慢性病者のセルフケア能力を査定する質問紙の開発—開発初期の段階．日本看護科学学会, **17**(4), 46-55.
【37】本庄恵子（2001）．慢性病者のセルフケア能力を査定する質問紙の改訂．日本看護科学学会, **21**(1), 29-39.

第6章 老年看護学領域における尺度

① どのような尺度が作られているのか

　1983年からの老年看護学とその関連領域で発表された尺度開発論文を見てみると，その数は次第に増えており，特に2004年頃から急増しています。

　尺度のほとんどは，高齢者本人を対象として開発されたものですが，最近では介護家族やケア提供者を対象として，その状況を捉えようとする尺度も開発されるようになってきています。測定しようとする概念は，多く見られた順に，身体・生活機能関連概念，QOL，リスク，自己効力感，介護関連概念，疾患・症状重症度，メンタルヘルス関連概念，その他としてケアの質やソーシャルサポートといったものが挙げられました。また，目的別に見た尺度開発の傾向としては，高齢者の身体・生活機能状態を把握するもの，家族介護者の介護状況を把握しようとするもの，介護予防に関わるもの，認知症高齢者のケアに関わるものが主流となっています。

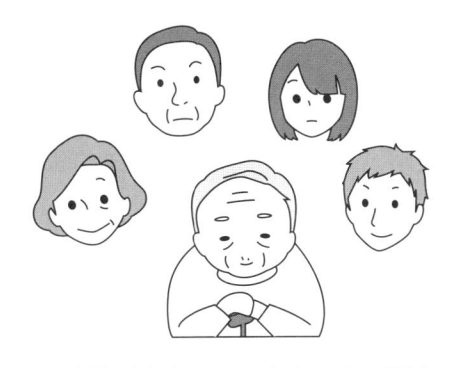

　高齢者の身体・生活機能状態を測定する尺度には，すでに国際的に信頼性と妥当性の確認されたバーゼルインデックス（機能的評価：Barthel Index）や，ロートンらのIADL（手段的日常生活活動作能力：Instrumental Activity of Daily Living）尺度，FIM（機能的自立度尺度：Functional Independence Measure）があります。これに対し，新たに開発者らは，医療・保健・福祉の実践現場における高齢者支援のためにアセスメントツールとして，対象者をより限定し，身体機能や活動機能をより詳細に捉える尺度の開発に取り組んでいます。これには，たとえば要介助者の日常生活活動作能力[1]，社会的活動指標[2]，座位自立度[3]が含まれました。

　「介護予防」がキーワードとなっている，尺度の開発も盛んです。介護予防には，高齢者の自己効力感を高めることが必要であるという視点から，支援の効果を見る評価指標として，自己効力感尺度が開発されています[4][5][6]。また，介護予防活動推進のために，要介護状態へ移行する危険性の高い高齢者を弁別しようとする「要介護状態リスク尺度」[7]も開発されています。

　家族介護者の介護状況を把握しようとするものには，「介護負担感」[8]という介護の否定

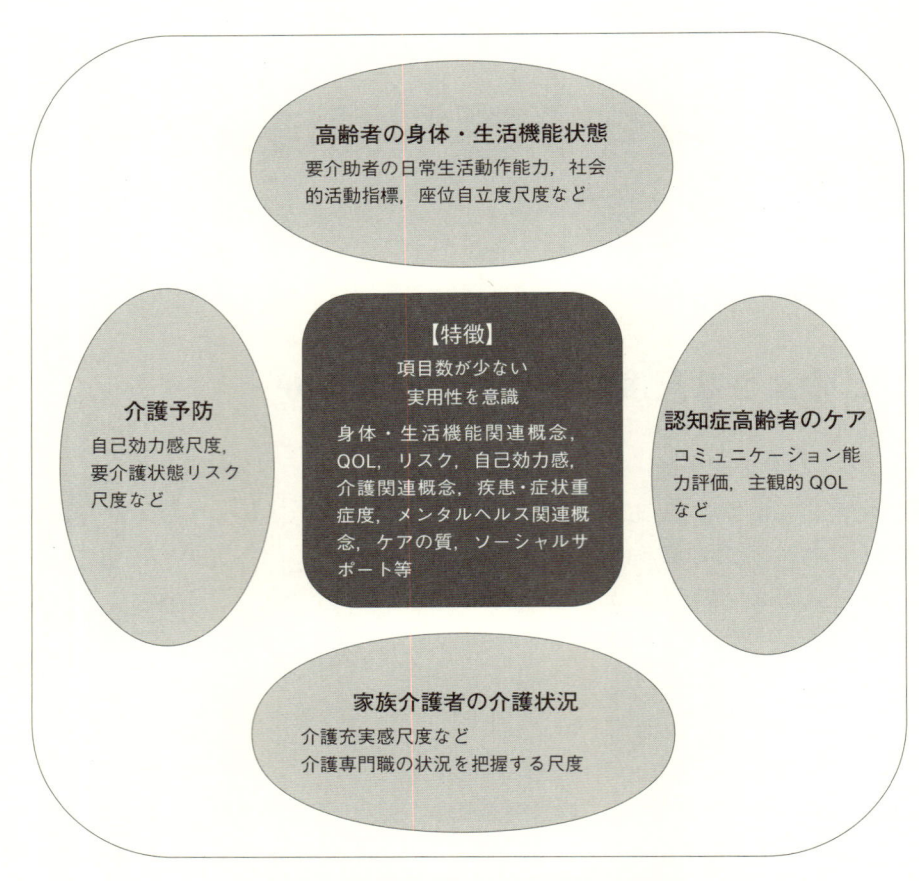

図 6-1 老年看護学領域における尺度の概念図

高齢者の身体・生活機能状態
要介助者の日常生活動作能力，社会的活動指標，座位自立度尺度など

介護予防
自己効力感尺度，要介護状態リスク尺度など

【特徴】
項目数が少ない
実用性を意識
身体・生活機能関連概念，QOL，リスク，自己効力感，介護関連概念，疾患・症状重症度，メンタルヘルス関連概念，ケアの質，ソーシャルサポート等

認知症高齢者のケア
コミュニケーション能力評価，主観的QOLなど

家族介護者の介護状況
介護充実感尺度など
介護専門職の状況を把握する尺度

的側面に加え，介護者のQOL[9]，「介護充実感」といった肯定的側面を把握しようとする尺度の開発もあります[10][11]。また，介護専門職に焦点を当てた介護負担に対するコーピング[12]やポジティブゲインを測定しようとするもの[13]もあります。

さらに，認知症高齢者を対象とした指標として，認知症高齢者のコミュニケーション能力[14]，主観的QOL[15]などを評価する尺度が精力的に開発されています。

尺度開発の近年の傾向として，共分散構造分析による確証的因子分析や，項目反応理論を用いたものが認められることが挙げられます。また，交差妥当性を検討した標準化された完成度の高い尺度も見受けられています。

❷ 尺度の使い方

全体的に，高齢者を対象として開発された尺度は，相対的に項目数が少ないものが多く見られました。たとえば「介護充実感尺度」8項目[10]，「生活支援デイサービス参加高齢者の自己効力感評価指標」16項目[4]などです。対象の特性や実用性を意識して開発されている

のが特徴です．開発された尺度の目的を手掛かりとして，病院や施設，在宅や地域といった場で，高齢者の身体・生活機能状態やリスク，家族介護者の介護状況，高齢や介護者の自己効力感やコーピングなど，個別の状況や集団の傾向を横断的，縦断的に把握することにこれらの尺度は活用することができるでしょう．

３ 代表的な尺度と活用例

1．尺度の紹介

紹介するのは「家族介護者の束縛感・孤立感・充実感尺度」です．作成者は，介護に対する否定的認識と肯定的認識を包括的に把握するための簡便な尺度が必要であるとしてこの尺度を開発しています．

表 6-1　老年看護学領域の代表的な尺度の概要

尺度名	家族介護者の束縛感・孤立感・充実感尺度
作成者	橋本栄里子
文献	橋本栄里子（2005）．家族介護者の束縛感・孤立感・充実感尺度の開発とその信頼性・妥当性の検証．病院管理，42(1), 7-18.
尺度の概要	**目的**：介護者の状況を肯定的認識も含めて，包括的に把握するための簡便な尺度を開発することを目的とした．＜意義＞ケアマネジャー等が家族介護者の状況を簡便に把握する尺度が重要と考えられるが，介護現場においてもそのような尺度は確立されていない． **概念の定義**： 　介護の肯定的側面「介護に対する主観的な楽しみや喜びの感じ方，その感じ方の程度，介護満足度」 　介護の否定的側面（介護負担）「親族を介護した結果，介護者が情緒的，身体邸健康，社会生活および経済状態に関して被った被害の程度」 **原案作成方法**：①否定的・肯定的認識の構成概念を，既存尺度の内容と，肯定的認識研究の報告内容から，13 カテゴリーに再分類した．新名らのストレス理論モデルを参考に，「認知的評価」「介護の外的要因（ストレッサー）」「反応」に分類．②フォーカス・グループ・インタビューにより，構成概念にそった質問文の慎重な選択・検討．家族介護者 20 名（続柄別 4 グループ実施）→発言内容が既存文献による構成概念の分類に一致することを確認．インタビュー内での発現をそのまま生かして 16 の質問文を作成した． **内容**：束縛感，孤立感，充実感という 3 尺度，各 4 項目からなる，12 項目の質問表． **【評価方法】** 非常にそう思う－全くそう思わないまでの 5 段階評価．それぞれの因子を構成する質問項目の回答の合計を尺度得点とした．束縛感，孤立感，充実感の各々の得点が 0 点から 16 点で算出できる． 評価者：家族介護者
信頼性	**クロンバックα係数**：束縛感 0.744, 孤立感 0.757, 充実感 0.725 であった．→尺度の簡便さを考慮すれば十分と考える． **再現性**：ICC（級内内相関係数）は，各質問で 0.638－0.815．尺度では束縛感 0.782, 孤立感 0.829, 充実感 0.796 であった．
妥当性	**因子妥当性**：探索的因子分析と共分散構造分析による確証的因子分析を実施．探索的→各 4 項目から構成される 3 因子構造が明確となった．共分散分析→モデルの適合度は良好な水準 GFI（適合度指標）=0.907 に達した． **基準関連妥当性**：ZBI（負担感尺度）との相関は，束縛感と 0.743, 孤立感と 0.743, 充実感と －0.04 であった．ZBI 全体評価項目との相関は，束縛感と 0.647, 孤立感と 0.529, 充実感と 0.036 であった．→新尺度が国際的に使用されている ZBI と同水準であることを確認できた．

表 6-2 「家族介護者の束縛感・孤立感・充実感尺度」の下位尺度と項目

下位尺度	項目
束縛感	介護に費用がかかって困る
	本人のことが気になって熟睡できない
	介護がいつまで続くのか，先行きが不安だ
	介護に時間が取られて外出や仕事が思うようにできない
孤立感	介護のことで家族や兄弟に遠慮したり言い争いしたりする
	お世話するたびに，本人に嫌がられてつらい
	本人の困った行動や性格の変化に振り回される
	本人が介護サービス利用や通院を嫌がるので困る
充実感	介護の専門的なことについて相談できる人がいる
	上手なお世話の方法を工夫したり学んで介護をしている
	介護の経験は人間として，私の成長につながった
	介護は私の役割だと前向きに受け止めている

喬本栄里子（2005）．家族介護者の束縛感・孤立感・充実感尺度の開発とその信頼性・妥当性の検証．病院管理，**42**(1), 7-18．著者の許諾を得て掲載．

2. たとえばこんな使い方

【個別支援に活用する】

　75歳の女性，山口さんは，2ヵ月前に退院し在宅療養しています。介護保険では要介護度5を認定されている状態です。以前は一人暮らしでしたが，脳梗塞で半身麻痺となり，介護が必要な状態となってからは娘さんが引き取って一緒に住んで介護しています。山口さんは失語のために，戸をあげることができる程度で，言葉を発することができません。嚥下障害もあり，胃ろうから，1日2回の経管栄養と，半固形食を全面的な食事介助で食事を摂取しています。また尿意便意を訴えることができないために，オムツを使用している状態です。娘さんは，サービスはできるだけ入れたくないと，それまでの仕事を辞めて自分1人で介護をしています。山口さんを受け持ち支援している〈やまゆり訪問看護ステーション〉では，娘さんの介護の負担が大きいことから，その家族介護の状態を継続的に把握したいと考えました。

　そこで，「家族介護者の束縛感・孤立感・充実感尺度」に定期的に答えてもらってチェックすることにしました。その結果，初回のチェックで「束縛感」は13点，「孤立感」が8点，「充実感」が4点であり，「束縛感」を緩和し，「充実感」を高めるような支援が必要である

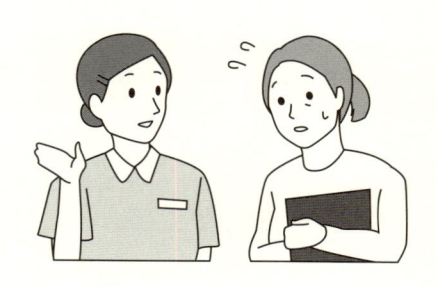

と考えられました。「束縛感」の得点の高かった項目「介護に時間がとられて外出や仕事が思うようにできない」について，娘さんとなぜそのような高い得点になったのか一緒に確認し，サービス利用を再検討して，ケアマネジャーに連絡を取りました。「充実感」については，すべての項目について低い値の回答でしたが，まずは介護について相談にのること，ケアのコツや工夫を指導することを支援計画に入れました。次は3ヵ月後にまたチェックしてもらい，支援の評価を行ってさらに今後の方向性を確認していく予定です。

【支援ニーズの高いケースをスクリーニングする】

〈さくら地域包括支援センター〉では，保健師である杉山さんの提案で，相談を受けた地域の家族介護者への緊急対応の必要性を判断する資料として，相談者に「家族介護者の束縛感・孤立感・充実感尺度」を含むアンケートに答えてもらっています。束縛感，孤立感が高く，充実感の得点の低い家族は，支援ニーズの高いケースであると考えて，そのケースに対して自宅訪問を行い，さらに詳細な情報を収集するというように活用しています。

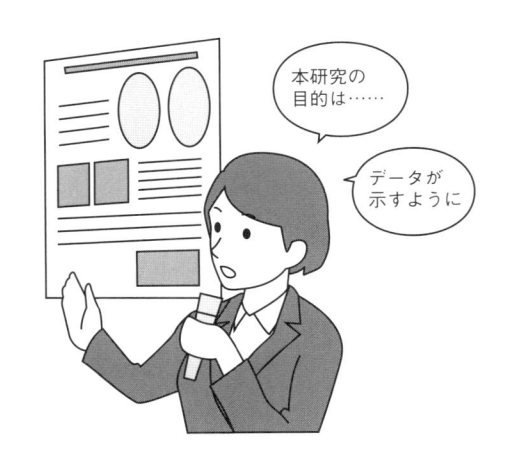

ケース検討会で杉山さんが結果を報告したところ，上司から「あなた，それ研究としてまとめてみない？」と勧められ，研究倫理審査の手引きを渡されました。杉山さんはセンター内の同僚と相談して，研究にチャレンジしてみようと決意しました。

文献紹介

[1] 出村慎一・佐藤進・小林秀紹・春日晃章・豊島慶男（1999）．要介助高齢者の日常生活活動作能力評価票の作成．日本公衆衛生雑誌，**46**(1)，25-34．
[2] 平上二九三（2001）．社会的活動指標の交差妥当化性と加齢変化．吉備国際大学保健福祉研究所研究紀要，**2**，67-74．
[3] 田高悦子・金川克子・立浦紀代子・和田正美（2003）．地域障害高齢者における自立度の測定 座位自立度尺度開発．日本地域看護学会誌，**5**(2)，43-50．
[4] 尾形由起子・小西美智子（2004）．生活支援デイサービス参加高齢者の自己効力感評価指標の作成．日本地域看護学会誌，**6**(2)，79-85．
[5] 横川吉晴・甲斐一郎・中島民江（1999）．地域高齢者の健康管理に対するセルフエフィカシー尺度の作成．日本公衆衛生雑誌，**46**(2)，103-112．
[6] 井出訓・森伸幸（2005）．高齢者の日常生活場面における記憶の自己効力感測定尺度（Everyday Memory Self-Efficacy Scale:EMSES）の作成，及び妥当性検証のための構成概念の分析．老年看護学，**8**(2)，44-53．
[7] 鳩野洋子（2004）．要介護状態リスク尺度の開発．日本地域看護学会誌，**7**(1)，29-34．
[8] 坪井章雄（国立療養所大島青松園），村上恒二（2005）．介護家族負担感尺度の作成．総合リハビリテーション（0386-9822），**33**(5)，447-454．
[9] 本間祥浩・清水和彦（2003）．在宅介護者の介護負担感及びQOL測定を可能とする評価表の作成 介護満足度に影響する因子の抽出．北里理学療法学，**6**，153-156．
[10] 西村昌記・須田木綿子・Campbell Ruth・出雲祐二・西田真寿美・高橋龍太郎（2005）．介護充実感尺度の開発 家族介護者における介護体験への肯定的認知評価の測定．厚生の指標，**52**(7)，8-13．
[11] 橋本栄里子（2005）．家族介護者の束縛感・孤立感・充実感尺度の開発とその信頼性・妥当性の検証．病院管理，**42**(1)，7-18．
[12] 齋藤圭介・原田和宏・布元義人・香川幸次郎・中嶋和夫（2000）．Latackコーピング尺度改訂版の開発．厚生の指

標, **47**(4), 19-26.
- 【13】堀川悦夫・中村貴志・佐野幸子・小川敬之・林崎光弘・松井敏文・荒井啓行・佐々木英忠・北村晴朗（2003）. Picot's Caregivers' Reward Scale 日本語版作成と職業介護者ポジティブゲイン尺度との比較. 東北大学医療技術短期大学部紀要, **12**(1), 27-34.
- 【14】武田章敬・川合圭成・服部陽子・渡辺由己・水野裕・田畑治・川村陽一・柴山漠人・祖父江元（2004）. 痴呆性高齢者に対する簡易コミュニケーションスケール作成の試み. 日本老年医学会雑誌, **41**(4), 402-407.
- 【15】鈴木みずえ・内田敦子・金森雅夫・大城一（2005）. 日本語版Dementia Quality of Life Instrument の作成と信頼性・妥当性の検討. 日本老年医学会雑誌, **42**(4), 423-431.

おわりに

　本書は，看護現象を評価する指標となる尺度に興味を持っていた谷口と北が「これは」と思う尺度を探してプレゼンテーションをし，久田が心理尺度の専門家としてコメントをすることを何度も何度も繰り返して完成させました。毎回，「そういうことなんだ！」という発見があり，その新鮮な驚きを他の人にも伝えたくて本書を作成しました。久田の「看護領域で測定しているものはすべて『心理現象だ』」という意見に谷口と北が納得できず，議論に議論を重ね，久田が何度も書き直したのが第1部です。そして，谷口と北の12年間の作業の結果が第2部です。

　本書を作成するきっかけは，「看護領域における尺度開発研究会」略して「Qちゃん」の活動です。「Qちゃん」の「Q」は，「Questionnaire」の「Q」で，特にひねりはありません。そして，Qちゃん結成のきっかけは，谷口と北が一緒に出張し，帰りの東海道新幹線こだまの中で，研究を継続するためにはどうしたらよいのか話し合ったことでした。谷口が大学院を修了して初めて就職した先に，同じく大学院を修了して同期入職した北がおりました。老年看護学領域で質的研究をした北と助産学領域で量的研究をした谷口との共通の興味を探り，テーマを看護領域における「尺度の開発」に決定しました。すぐさま医学中央雑誌を検索し，一覧表を作成し，文献を取り寄せました。収集した文献を1件1件抄読し，地道に整理しましたが，尺度開発の手続きがあまりに多様すぎて，一体何がスタンダードで，どの手続きが妥当なのか，わからなくなりました。そんな時に二人が目をつけたのは，元看護師寮の管理人室を研究室としている久田でした。久田がたくさんの尺度を開発していたこと，看護の領域で開発された尺度の謝辞の登場数が多いことがこの人選の決め手でした。ある日，谷口と北は久田を演習室に呼び出し「Qちゃん」への参加を迫りました。「Qちゃん」結成の経緯と意義，「Qちゃんマーク」まで作成した活動への熱意を二人で久田に伝えました。夕暮れ時の薄暗い演習室で久田が消極的に（笑顔はなかった）了承しました。その会議の議事録を見ると「領域外の立場から見て，看護の領域でどのような概念にスポットがあてられて尺度開発がされているのかが興味深い」と久田はコメントしています。

　その後三人は相次いで他大学に転職してバラバラになり，それぞれの活動が忙しく，研究会の活動に支障をきたすようになりました。3.11の後久田が福島県に入り浸りとなってしまっ

「べぇ〜」と1時間ごとになく久田研究室の羊。このなき声で三人は我に返り，近況報告を止めてQちゃんの作業に取りかかります。

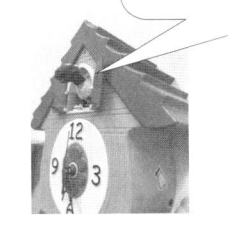

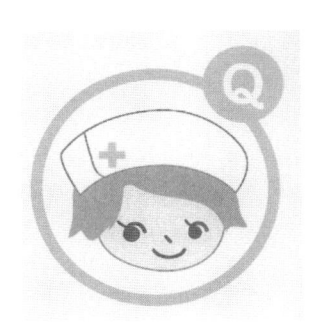

研究会結成時に勢いで作成したロゴマーク

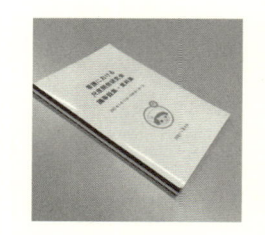

本書のコンセプトが揺らぐ度にこの議事録に戻りました。

た時は「Qちゃん」存続の危機でした。あまりに作業が進まないために、まさに「ライフワーク」になりそうでした。

　当初の予定では、結成10周年記念に研究会の成果をまとめようとしたのですが果たせず、代わりに議事録集を作成しました。会議の全議事録とデータベース、学術集会の発表抄録とポスターを久田研究室博士課程に在籍していた大畠（現・安田）みどりさんが取りまとめてくださいました。彼女は私たち以上に漏れなく適切に編集してくださり、この議事録がその後の活動の指針となって大変役に立ちました。あまりに作業が進まないために「集中合宿」を試みたりもしました。また、あたかも自助グループのように三人それぞれのライフイベントへの相互支援が会の主目的になった時期もありました。三人は作業を進めるためさまざまな手法を考え、「作業を妨げる要因が存在するが、目的を見失うことなく作業を進める」や「進捗状況をメールで配信し、励まし合う」と議事録に言語化し、互いを鼓舞してきました。

　本書が、看護学の発展、特に臨床現場における看護の向上に貢献することを願います。

2015年3月

著者を代表して　谷口千絵

Qちゃん研究会の沿革

年代	出来事
1994年4月	久田：東京女子医科大学看護学部着任
2002年4月	北・谷口：同上　着任
2003年3月	北・谷口：大東キャンパスからの帰りの東海道新幹線こだまの中で「Qちゃん」結成。「Qちゃん」の方向性として「使える尺度・活用できる尺度」を検討することで合意する。尺度作成に関する論文を抄読する。 北・谷口：尺度に関する文献を収集し検討する。尺度の開発段階（信頼性・妥当性を検討している尺度からしていない尺度まで）があることに気づき，行き詰る。
2004年6月2日	久田に北・谷口から尺度について助言を求め，「Qちゃん」参加を呼びかける。
2004年7月5日	「Qちゃん」のロゴマークが決定する。
2004年8月29日	JANSにてポスター発表およびワークショップの話題提供をする。 Trend of scales/questionnaires development in nursing in Japan.
2004年12月5日	第24回日本看護科学学会学術集会にて「日本の看護・保健医療領域における尺度に関する研究の動向その2－尺度の利用可能性についての検討－」を発表する。

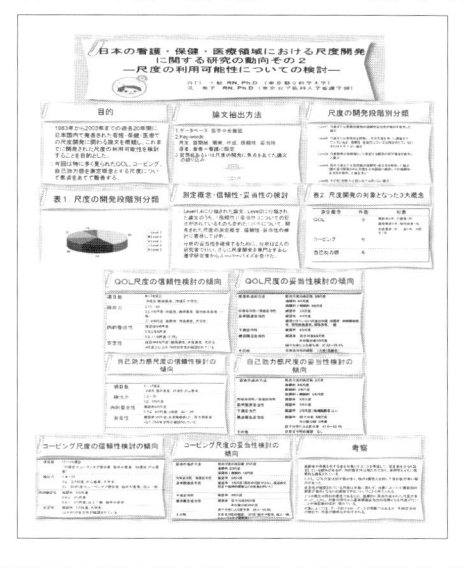

2005年7月29日	久田・北・谷口：書籍作成に向けて検討を開始する。
2005年11月9日	第25回日本看護科学学会学術集会にて「日本の看護・保健医療領域における尺度に関する研究の動向その3 ―看護職を対象として開発された尺度についての検討―」を発表する。
2006年11月3日	日本老年看護学会第11回学術集会にて「日本の老年看護学における尺度開発」を発表する。

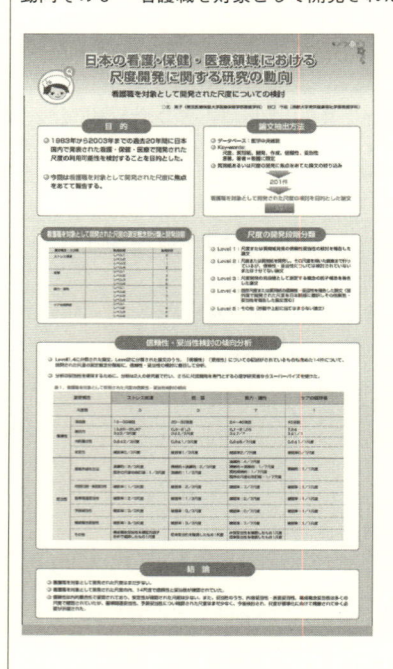

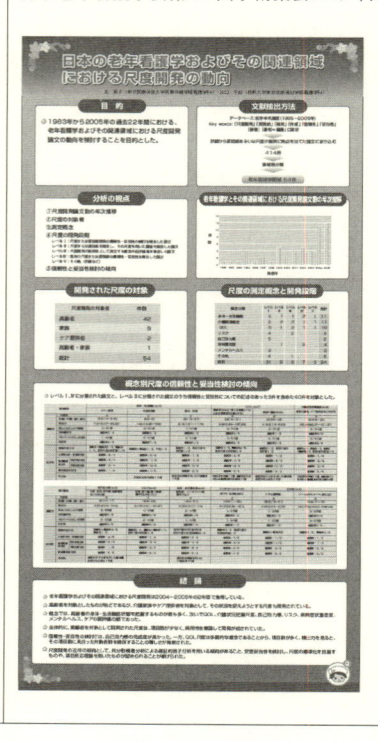

2006年11月22日	勉強会を開催する。廣瀬英子先生「項目反応理論（項目応答理論　Item Response Theory）について」
2006年12月3日	第26回日本看護科学学会学術集会にて—「日本の看護・保健医療領域における尺度に関する研究の動向その4 —2003年から2005年までの傾向—」「日本の母性看護学およびその関連領域における尺度開発の動向」を発表する。
2007年8月31日	勉強会を開催する。安田節之先生「Confirmatory factor analysis のしくみと応用」
2011年3月11日 2011年4月- 2011年7月27日	東日本大震災 久田：福島県に入り浸りで，音信不通となる。 2011年中唯一の会議を開き，「Qちゃん」再開を誓う。 名言集：「病院で手術のようなクリティカルな状況を乗り越えた後に，人が求めるものは看護の温もりだった。しかし，その看護の温もりは測定できるのか。」「看護を測定するために，いったい何次元の因子が必要なのだろうか。」 「明日やろう。ばかやろう。」
2012年	北・谷口：ひたすら尺度をピックアップし，抄読する。 久田・北・谷口：臨床で使える尺度を検討する。
2013年3月5日	ナカニシヤ出版宍倉氏へ企画を持ち込む。
2014年	久田・北・谷口：原稿執筆開始　名言集「妥当性はピースに分けられない」
2015年3月	本書完成

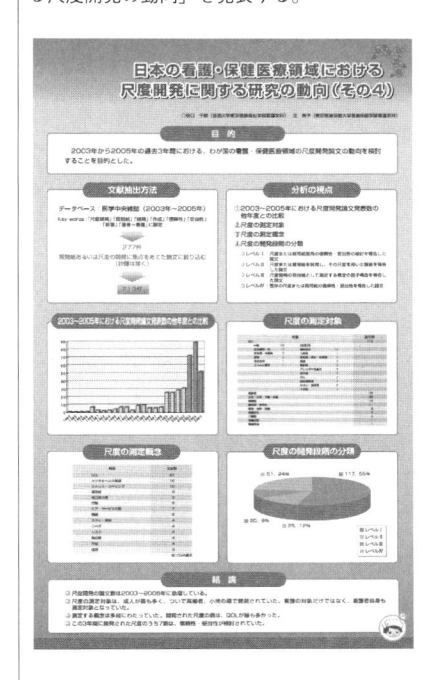

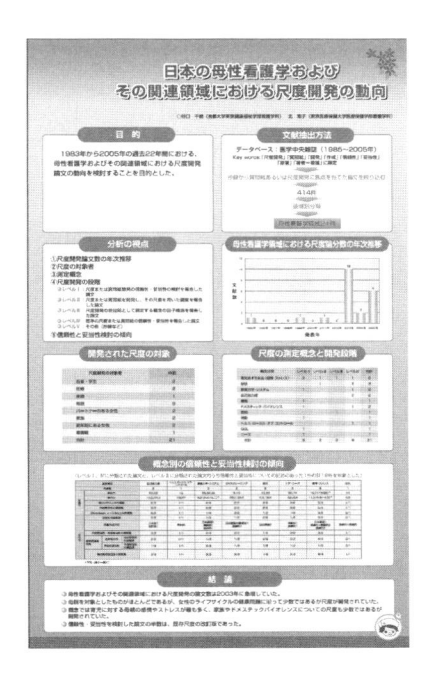

人名索引

麻生武志　　ii, 26–27
飯岡由紀子　ii, 26–27
江本リナ　　ii, 33
大畠みどり　52
オールダー（Alder, K.）　12
岡本浩一　　11
北　素子　　ii, 51, 53-55
クッパーマン（Kuppermann, H. S.）　26
久保田俊郎　ii, 26–27
クロンバック（Cronbach, L. J.）　11, 33, 40, 47
ゴールトン（Galton, F.）　14
小松浩子　　ii, 26–27
サーストン（Thurstone, L. L.）　14
スピアマン（Spearman, C.）　14
ダーウィン（Darwin, C.）　14
高橋邦明　　17

谷口千絵　　i, 51–55
チルドレス（Childress, J. F.）　19
バーゼル（Barthel, D. W.）　45
橋本栄里子　ii, 47–48
ピアソン（Pearson, K.）　14
ビーチャム（Beauchamp, T. L.）　19
久田　満（Hisata, M.）　ii, 8, 51–55
平井洋子　　13
廣瀬英子　　ii, 55
本庄恵子　　ii, 39–41
村上宣寛　　6
村山　航　　11, 13
メシック（Messick, S.）　13
安田節之　　ii, 55
ローゼンバーグ（Rosenberg, M.）　26, 43, 67
ロートン（Lawton, M. P.）　45

事項索引

尺度
育児ストレス尺度　24
育児不安スクリーニング尺度　24
痛みの質問紙　23, 29, 62
営業能力尺度　13
親性の発達尺度　24
介護充実感尺度　46
家族介護者の束縛感・孤立感・充実感尺度　47-48
がん患者用自己効力感尺度　38
勤労者のためのコーピング特性簡易尺度　38
更年期女性の self-consistency 尺度　23, 26-28
高血圧患者の日常生活における自己管理度測定尺度　38
コンドーム使用に対する自己効力感測定尺度　25
産褥期育児生活肯定感尺度　24
産褥早期における母親の育児行動に対する看護ケア実施状況評価尺度　24
出産経験尺度　23
職場ストレススケール　38
女性に対する暴力スクリーニング尺度　25
神経難病患者の QOL 尺度　38
ストレス・コーピング尺度　38
生活支援デイサービス参加高齢者の自己効力感尺度　46
注射及び採血を受ける学童の自己効力感尺度　32-34
透析患者の食事管理の自己効力感尺度　38
糖尿病患者の家族のソーシャルサポート測定尺度　38
独自性欲求尺度　11
難病患者に共通の主観的 QOL 尺度　38-39

2 型糖尿病患者の食事療法負担感尺度　38
日本語版胎児健康統制感測定尺度　23
排便障害尺度　38
長谷川式知能評価スケール　5
母親エンパワーメント質問紙　24
不安尺度　5, 17, 18
夫婦親密性尺度　8
慢性腎疾患におけるセルフケア行動尺度　38
慢性病者のセルフケア能力を査定する質問紙　39-42
要介護状態リスク尺度　45
抑うつ尺度　12, 17

A-Z
FIM: Functional Independence Measure　45
GP 分析　16
IADL: Instrumental Activity of Daily Living　45
IT 相関分析　16
MSQ: Menstrual Symptom Questionnaire　→ 月経前期診断表　23
QOL: Quality of Life　ii, 31, 32, 37-39, 45-46, 49, 61, 63-70, 75
　　介護者の――　46, 66
　　主観的――評価　37, 43, 46, 64, 67

50 音索引
あ行
アイデンティティ　11, 71, 75
アセスメント　7, 13, 17, 19, 38, 44-45, 66-68, 70-71, 73, 75-76

アメリカ心理学会　19
アメリカ教育学会　19
アメリカ教育測定協会　19
アンケート　5
安定性　9-10, 26, 33, 40, 61
生きがい　37, 61
依存欲求　7-8
一般化可能性　14
意欲的側面　8
因子妥当性　47
因子分析　13, 14-16, 40, 63, 73, 76
　　　確証的——　46-47
　　　探索的——　26, 47
インフォームド・コンセント　7, 19

か行

下位概念　13
介護
　　　——関連概念　45-46
　　　——充実感　46, 49
　　　——負担感　45, 49, 63, 69, 74
　　　——負担に対するコーピング　46
　　　——予防　45-46, 76, 77
下位尺度　14-16, 27, 40-41, 48, 63
回答選択枝　9
学力　4
家族介護者　45-49, 70
家族機能　23, 78
がん看護学　37
看護
　　　——介入　i, 7, 17, 64
　　　——ケア　16
　　　——現象　7
　　　——診断　17
　　　——目標　7
感情心理学　13
基準　i-ii, 8, 12-13, 17-18
　　　——関連妥当性　12, 26, 47
教示文　9
共分散構造分析　46-47
禁忌　18
クロンバックのα係数　11, 33, 40, 47
ケアの質　45-46, 62, 67, 70
化粧行動　15
月経前期診断表　23
研究倫理審査委員会　29
効果評価　17, 66
口腔保健　31
向社会的行動　8
構成概念　4-8, 10, 12-13, 16, 26, 33, 40, 47, 49, 62, 69, 73
　　　——妥当性　12
更年期女性　23-24, 26-29
項目数　25, 32, 38-39, 46
項目反応理論　ii, 43, 46, 55
コーピング　31-32, 35, 37-39, 43, 46-47, 49
誤差　5
孤独感　7-8, 77

さ行

座位自立度　45-46, 49, 68
再テスト信頼性　16
再テスト法　10, 26, 33, 35
自我同一性　11, 26
自記式質問紙　32, 38
自己管理スキル　37, 43, 64
自己効力感　7, 25, 29, 31-35, 37-39, 43, 45-47, 49, 63, 67, 69-73, 78
　　　透析患者の食事管理の——　38-39, 44, 62, 71, 73, 77
自殺率　17
死生観　37, 65, 74
自尊感情　26, 33, 37, 39, 43, 67
自尊心　4-5, 16, 19, 26
疾患・症状重症度　45-46
質問項目　5-6, 7-9, 12-13, 15-16, 18-19, 25-26, 32-33, 40-41, 47, 62, 64-66, 70, 77
質問紙調査法　5
質問文　9, 32, 34, 47, 61
社会的活動指標　45-46, 49, 66
尺度開発　i-ii, 22, 23, 37, 45-46, 49, 51, 54, 55, 62-65, 67-70, 72, 74, 77-78
周手術期領域　38
重症・救急領域　38
羞恥心　4, 13
主観的健康感　7
主成分分析　16
称賛獲得欲求　8
情緒的側面　8
小児がん　31-32, 35
食事指導　7
自律尊重原理　19
心筋梗塞患者の運動療法へのアドヒアランス　37, 44
人工股関節全置換術患者　38
心臓循環器疾患患者　37
身体・生活機能関連概念　45-46
身体・生活機能状態　45-47
診断　12, 17, 19, 23, 40, 43, 64, 76
信念　8, 18
真の値　5-6
腎泌尿器系疾患患者　38
信頼性　i-ii, 9-11, 15-16, 18-19, 22, 26-27, 29, 33, 35, 39-40, 43, 44, 45, 47, 48-50, 53, 60-78
　　　——係数　11
　　　再テスト——　16
心理検査　19
心理尺度　i, 7-15, 17-19, 22
心理測定学　11-12
心理的疲労感　17
心理的要素　7
スクリーニング　17, 19, 24-25, 29, 38, 43, 49, 61, 63-64, 70
ストレス　7, 23-24, 27, 29, 33, 37-39, 43, 47, 60-61, 63-70, 72, 75-76
　　　——・コーピング　37-39, 76
スピアマン－ブラウンの修正公式　10
成人看護学領域　37-43
摂食障害　31, 35, 66

折半法　　10
セルフ・エフィカシー　　7, 23
セルフケア　　37-38
　　　——行動　　7
善行原則　　19
喘息　　31-32
相関係数　　10, 12, 14, 26, 47
ソーシャルサポート　　37-39, 45-46, 63-64
　　　家族の——　　38
測定誤差　　5-6
測定値　　5-6
測定用具　　4

た行
対処可能感　　31-32, 35
達成意欲　　8, 10
妥当性　　i-ii, 9, 11-13, 15-16, 18-20, 26-27, 29, 33, 35, 39-40, 43-44, 45-50, 53, 55, 60-78
　　　因子——　　47
　　　基準関連——　　12, 26, 47
　　　交差——　　46
　　　構成概念——　　12, 26, 33, 40
　　　内容的——　　12, 71
地域看護　　17
知的側面　　8
知能　　5, 8, 14
　　　——検査　　5
　　　——の多因子説　　14
天井効果⇒床効果　　16
糖尿病　　31-32
　　　——患者　　38
闘病意欲　　5, 7, 10
独自性欲求　　11
ドメスティック・バイオレンス　　23, 25

な行
内的整合性　　11
内容的妥当性　　12, 71
認知機能　　5
認知症高齢者　　45-46
　　　——のコミュニケーション能力評価　　46
脳梗塞後の障害によるストレスの認知的評価　　37, 39
脳神経疾患患者　　37

は行
バーゼルインデックス　　45
ハイリスク　　17
発達段階　　i-ii, 31, 66
母親エンパワーメント質問紙　　24
母親役割　　23, 70
標準偏差　　14
物理的尺度　　10
不安　　i, 3-5, 8, 10, 17-18, 23-24, 26-27, 29, 37, 43, 48
　　　——得点　　5
不妊　　23, 25, 29, 69
　　　——治療者　　23
平均　　14
ヘルスプロモーション　　38
放射線治療中のがん患者の倦怠感　　38, 43, 64
保健指導　　28
母性看護学領域　　i, 22-29
翻訳版　　24, 25

ま行
慢性病者のセルフケア能力を査定する質問紙　　39-44, 63, 66
満足感　　23, 67, 70, 77
満足度　　32, 35, 47, 49, 64-65, 67-70
無危害原則　　19
メートル原器　　12
メンタルヘルス　　37, 39, 43, 45-46, 64, 76
　　　——関連概念　　39, 45-46

や行
優しさ　　4
床効果⇒天井効果　　16
要介助者の日常生活動作能力　　45-46

ら行
ライフサイクル　　23-24
リーダーシップ行動　　7-8, 62, 68, 73
リカートスケール　　26, 33, 40
リスク　　i, 17, 45-47, 49, 67, 69
倫理原則　　19
倫理的配慮　　19-20
レジリエンス　　7
老年看護学領域　　i, 22, 45-49, 51

資料：
1982年から2013年までの看護領域で使用の可能性のある尺度に関する文献リスト

	尺度名	論文名	主著者	掲載雑誌	発表年
1	食習慣尺度	生活習慣の調査 食習慣尺度について	日野原重明	厚生の指標, 29(12), 3-10.	1982
2	家族の介護力評価尺度	精神遅滞者居住施設におけるケアのパターンに関する研究（1） ケアパターンの測定	富安芳和	発達障害研究, 5(1), 48-58.	1983
3		児童生徒の健康概念についての発達的研究	石川清治	小児保健研究, 43(4), 385-391.	1984
4	疼痛の測定尺度	月経随伴症状の研究（第2報） 疼痛の測定尺度作成の試み	阪口しげ子	母性衛生, 27(2), 339-346.	1986
5	施設痴呆性老人の日常生活機能評価尺度	施設痴呆性老人の日常生活機能評価尺度作成とその検討	藤田綾子	公衆衛生, 50(7), 475-480.	1986
6	甘えネットワーク質問紙	甘えネットワーク質問紙の作成と検定（その2）	南裕子	看護研究, 19(4), 367-377.	1986
7		利手度の定量的判定法 判別分析による尺度化の試み	松田勇	金沢大学医療技術短期大学部紀要, 10, 25-29.	1986
8	中学生用簡易健康調査質問票	中学生用簡易健康調査質問票の作成の試み（第1報） 背景因子と分布型	森忠繁	学校保健研究, 28(2), 76-83.	1986
9	中学生用簡易健康調査質問票	中学生用簡易健康調査質問票の作成の試み（第2報） 数量化2による検討	森忠繁	学校保健研究, 28(5), 244-250.	1986
10	中学生用簡易健康調査質問票	中学生用簡易健康調査質問票の作成の試み（第3報） 判別分析の適用	森忠繁	学校保健研究, 28(7), 346-350.	1986
11	甘えネットワーク質問紙	甘えネットワーク質問紙の作成と検定（その3）	南裕子	看護研究, 20(3), 284-301.	1987
12	中学生用簡易健康調査質問票	中学生用簡易健康調査質問票の作成の試み（第7報） 因子的妥当性の検討	森忠繁	学校保健研究, 29(1), 32-40.	1987
13	中学生用簡易健康調査質問票	中学生用簡易健康調査質問票の作成の試み（第6報） 項目選択のための項目分析	森忠繁	学校保健研究, 29(2), 94-100.	1987
14	老人を対象とした場合の自己評価式抑うつ尺度	老人を対象とした場合の自己評価式抑うつ尺度の信頼性と妥当性	新野直明	日本公衆衛生雑誌, 35(4), 201-203.	1988
15	Mood Scales	Mood Scales の開発	森美智子	総合看護, 23(4), 83-104.	1988
16	生活ストレス尺度	生活ストレス尺度の信頼性と妥当性の検討	太田喜久子	日本看護科学会誌, 9(3), 108-109.	1989
17	自己実現尺度（SEAS）	自己実現尺度（SEAS）作成の試み	村山正治	心理臨床, 2(4), 353-357.	1989
18	中学生用簡易健康調査質問票	中学生用簡易健康調査質問票の作成の試み（第4報）信頼性の検討	森忠繁	学校保健研究, 28(11), 529-537.	1989
19	POMS（感情プロフィール検査）日本語版	POMS（感情プロフィール検査）日本語版の作成と信頼性および妥当性の検討	横山和仁	日本公衆衛生雑誌, 37(11), 913-918.	1990
20	日本語版 Braden Scale（褥創発生予測尺度）	日本語版 Braden Scale（褥創発生予測尺度）の信頼性と妥当性の検討	真田弘美	日本看護科学会誌, 10(3), 78-79.	1990
21	慢性病者の対処行動（Coping Behavior）測定の質問紙	慢性病者の対処行動（Coping Behavior）測定の質問紙開発に関する研究	黒田裕子	日本看護科学会誌, 10(3), 24-25.	1990
22		運動によるストレス低減効果に関する研究 SCL 尺度作成の試みと運動実施者のストレス度の変化	橋本公雄	健康科学, 12, 47-61.	1990
23		質問紙法による健康調査票の原理とその手順について	柳井晴夫	保健の科学, 33(10), 658-662.	1991

24	自覚症状に基づく半健康評価	自覚症状に基づく半健康評価に関する研究	山崎秀夫	日本公衆衛生雑誌, 38(2), 132-139.	1991
25		国際比較調査のための英語質問紙と日本語翻訳質問紙との比較検討　調査質問紙の作成プロセスに回答パターン分析を活用して	稲吉光子	日本看護科学会誌, 11(3), 188-189.	1991
26	虚血性心疾患をもちながら生活する男性のクオリティ・オブ・ライフを測定する質問紙	虚血性心疾患をもちながら生活する男性のクオリティ・オブ・ライフを測定する質問紙の開発に関する研究　病をもちながらの生活管理の質問紙に焦点を当てて	黒田裕子	日本看護科学会誌, 11(2), 1-16.	1991
27	子どもの健康度尺度	子どもの健康度尺度の作成とその信頼性・安定性および妥当性の検討	木村留美子	日本看護科学会誌, 11(2), 24-34.	1991
28		CDI (Children's Depression Inventory)の標準化に関する研究	小泉滋子	小児保健研究, 50(6), 717-721.	1991
29	FES（家族環境尺度）日本語版	FES（家族環境尺度）日本語版の開発　その信頼性と妥当性の検討	野口裕二	家族療法研究, 8(2), 147-158.	1991
30	一般成人用の健康統制観（HCL）尺度	一般成人用の健康統制観（HCL）尺度の作成とその信頼性および妥当性の検討	武藤孝司	保健の科学, 34(6), 458-463.	1992
31	社会的適応度査定のための総合評価尺度（GAS）	社会的適応度査定のための総合評価尺度（GAS）の信頼性および妥当性の検討	羽山由美子	日本精神保健看護学会誌, 1(1), 35-44.	1992
32	QOL評価尺度	QOL評価尺度の作成と内科外来患者への適用　予備的調査	町沢理子	精神保健研究, 5号, 47-55.	1992
33	精神障害者に対する一般住民の態度と社会的距離尺度	精神障害者に対する一般住民の態度と社会的距離尺度　尺度の妥当性を中心に	大島巌	精神保健研究, 5号, 25-37.	1992
34	抑うつ状態評価のための簡易スクリーニングテスト	抑うつ状態評価のための簡易スクリーニングテストの有効性	川田智之	産業医学, 34(6), 576-577.	1992
35	職場用コーピング尺度	職場用コーピング尺度の作成および信頼性・妥当性の検討	庄司正実	産業医学, 34(1), 10-17.	1992
36	入院患者のプライバシーセンスを測定する尺度	入院患者のプライバシーセンスを測定する尺度の開発	村田恵子	神戸大学医療技術短期大学部紀要, 8, 89-96.	1992
37	生きがい尺度	高校生における生きがいと進路および将来の職業に対する態度との関連について　生きがい尺度の作成とその検討	吉田勝也	こころの健康, 8(1), 49-57.	1993
38	児童用疲労自覚症状しらべ	児童用疲労自覚症状しらべの作成（第1報）質問文の検討	前橋明	川崎医療福祉学会誌, 3(2), 75-86.	1993
39	ASI (Adiction Severity Index)	ASI (Adiction Severity Index)の我が国における適合性に関する研究	斉藤学	アルコール依存とアディクション, 10(4), 306-309.	1993
40	高齢者用運動動機尺度	高齢者の運動動機構成因子の探究　高齢者用運動動機尺度の開発に向けて	大友明彦	理学療法学, 21(3), 218-225.	1994
41	痴呆患者に対する介護者よりみた基本的介助状況評価票（ABCD）	痴呆患者に対する介護者よりみた基本的介助状況評価票（ABCD）の作成	朝田隆	日本公衆衛生雑誌, 41(2), 105-113.	1994
42	地域住民を対象とした認知的社会的支援尺度	地域住民を対象とした認知的社会的支援尺度の開発	堤明純	日本公衆衛生雑誌, 41(10), 965-974.	1994
43	臨床実習用ストレス質問紙（CSQ）	臨床実習用ストレス質問紙（CSQ）の日本語版の開発	堤由美子	日本看護研究学会雑誌, 17(4), 17-24.	1994
44		要介護高齢者のクオリティ・オブ・ライフに関する研究　測定尺度の信頼性と妥当性の検討	篠田道子	日本看護学会25回抄録集老人看護, 21-23.	1994
45	対象－看護者関係評価尺度	対象－看護者関係評価尺度の開発（第一報）	深井喜代子	日本看護科学会誌, 14(3), 200-201.	1994

#	尺度名	タイトル	著者	掲載誌	年
46	McGILL 痛み質問紙	がん患者の痛みの測定に関する研究　質的評価に基づく測定尺度の開発　McGILL 痛み質問紙の信頼性と妥当性の検討	小笠原知枝	名古屋大学医療技術短期大学部紀要, 6 1-11.	1994
47		患者満足　患者指向　顧客満足　高い医療の質を求めて（9）質問票の作成	高柳和江	ナースデータ, 15(9), 63-71.	1994
48	パラチェック老人行動評価尺度	パラチェック老人行動評価尺度の臨床的応用に関する検討（長谷川式スケールとの相関から）	福本安甫	鹿児島大学医療技術短期大学部紀要, 4号, 75-83.	1994
49	小脳性運動失調症患者に対する拡大 ADL 尺度	小脳性運動失調症患者に対する拡大 ADL 尺度の適応	小坂健二	リハビリテーション医学, 32(1), 59-62.	1995
50		精神発達遅滞者の機能的活動年齢の推定に関する重回帰モデルと主成分モデルの比較	佐藤秀紀	理学療法学, 22(7), 421-426.	1995
51	家族の介護力評価尺度	家族の介護力評価尺度の作成に関する研究（1）	広部すみえ	福井県立大学看護短期大学部論文集, 2号, 105-116.	1995
52	神経難病患者の quality of life 評価尺度	神経難病患者の quality of life 評価尺度の開発	星野明子	日本公衆衛生雑誌, 42(12), 1069-1082.	1995
53	看護場面における看護婦のリーダーシップ行動測定尺度	看護場面における看護婦のリーダーシップ行動測定尺度作成の試み（1）	吉田道雄	日本看護研究学会雑誌, 18(4), 7-16.	1995
54		子宮筋腫患者の術前の葛藤を探る　質問紙の作成過程と調査結果	宮林幸江	日本看護学会 26 回抄録成人看護Ⅰ, 104-107.	1995
55	適性評価基準尺度	ナースの適性構成因子　適性評価基準尺度作成のためのパイロット・スタディ	後藤幸子	日本看護科学会誌, 15(1), 43-50.	1995
56	痛みの質問紙の開発 McGill Pain Questionnaire (MPQ)	痛みの質問紙の開発 McGill Pain Questionnaire (MPQ) の作成と検証	我部山キヨ子	看護研究, 28(2), 133-141.	1995
57	看護婦—患者関係における信頼を測定する質問紙	看護ケアの質の評価に関する研究　看護婦-患者関係における信頼を測定する質問紙の開発　信頼の構成概念と質問紙の項目の作成	岡谷恵子	看護研究, 28(49), 275-285.	1995
58	日本語版便秘評価尺度	日本語版便秘評価尺度の検討	深井喜代子	看護研究, 28(3), 201-208.	1995
59	排便障害評価尺度	直腸癌肛門括約筋温存術後患者の排便障害とセルフケア行動に関する研究（その1）排便障害の実態と排便障害評価尺度の作成	佐藤正美	日本ストーマリハビリテーション学会誌, 12(1), 27-38.	1996
60		訪問看護婦の「ケア・コーディネーション能力」に関する研究　自己評価のための質問項目の作成と信頼性・妥当性の検討	佐々木真紀子	日本看護学会誌, 5(1), 19-29.	1996
61	透析患者の食事管理の自己効力尺度	透析患者の食事管理の自己効力尺度の開発	岡美智代	日本看護学会誌, 5(1), 40-48.	1996
62	看護ケアの質を評価する尺度	看護ケアの質を評価する尺度開発に関する研究　信頼性・妥当性の検討	堀内成子	日本看護科学会誌, 16(3), 30-39.	1996
63	自己イメージ測定尺度	自己イメージ測定尺度の作成におけるパイロットスタディ	中西泰弘	神戸大学医学部保健学科紀要, 11, 65-69.	1996
64	人工股関節全置換術患者の Quality of Life 質問紙 (Modified Arthritis Impact Measurement Scale)	人工股関節全置換術患者の Quality of Life 質問紙 (Modified Arthritis Impact Measurement Scale) の信頼性と妥当性に関する検討	泉キヨ子	金沢大学医学部保健科学紀要, 19, 95-100.	1996
65	在宅脳血管障害者における入浴に関連した福祉用具利用尺度	在宅脳血管障害者における入浴に関連した福祉用具利用尺度の開発	佐藤秀紀	北海道リハビリテーション学会誌, 25, 3-6.	1997

66	乳幼児発達健診における精神発達検査	乳幼児発達健診における精神発達検査の開発	吉川領一	日本公衆衛生雑誌, 44(39, 207-220.	1997
67	壮年期の慢性病者のセルフケア能力を査定する質問紙	壮年期の慢性病者のセルフケア能力を査定する質問紙の開発　開発の初期段階	本庄恵子	日本看護科学会誌, 17(4), 46-55.	1997
68	糖尿病病児の療養行動質問紙	糖尿病病児の療養行動質問紙の作成と活用	兼松百合子	千葉大学看護学部紀要, 19号, 71-78.	1997
69	FIM（Functional Independence Measure）評価	質問紙による FIM（Functional Independence Measure）評価の試み	大田哲生	総合リハビリテーション, 25(5), 449-454.	1997
70	新たな性役割態度尺度	新たな性役割態度尺度の作成の試み　中高年女性における身体症状及び抑うつ度との関連	侭田徹	愛知県立看護大学紀要, 3, 37-45.	1997
71	尿失禁者の自己効力感測定スケール	尿失禁者の自己効力感測定スケールの開発	金曽任	老年看護学, 3(1), 72-78.	1998
72		健康な妊婦の不安に関する研究	島田啓子	母性衛生, 39(2), 225-231.	1998
73	0～3歳の乳幼児を持つ〈専業母親〉の子育て観尺度	0~3歳の乳幼児を持つ〈専業母親〉の子育て観尺度開発に関する研究　CPS-M97 の妥当性・信頼性の検証	内藤直子	日本看護科学会誌, 18(3), 1-9.	1998
74	State-Trait Anxiety Inventory（STAI）	State-Trait Anxiety Inventory（STAI）の統計学的検査項目減数化によるスクリーニングテスト	小泉直子	産業衛生学雑誌, 40(4), 107-112.	1998
75		JPSS　初発初診分裂病の CPRS における下位尺度作成について　因子分析の結果とその妥当性・信頼性の検定	塚田和美	厚生労働省精神・神経疾患研究12年度総括報告書.	1998
76	がん患者用自己効力感尺度	がん患者用自己効力感尺度作成の試み	塚本尚子	看護研究, 31(3), 198-206.	1998
77	大学生版ストレスマネジメント評価尺度	大学生版ストレスマネジメント評価尺度の開発　ストレス評価尺度（第2版）　ストレスマネジメント関心度尺度，心身の気付き尺度	佐伯恵子	大阪府立看護大学紀要, 4(1), 1-11.	1998
78	Bem の性役割の尺度	Bem の性役割の尺度の妥当性と信頼性（1）　学生に対する調査の結果から	櫻井しのぶ	三重看護学誌, 1, 61-65.	1999
79	Bem の性役割の尺度	Bem の性役割の尺度の妥当性と信頼性（2）　看護学生に対する調査の結果から	櫻井しのぶ	三重看護学誌, 1, 67-71.	1999
80	Bem の性役割の尺度	Bem の性役割の尺度の妥当性と信頼性（3）　婦人に対する調査の結果から	櫻井しのぶ	三重看護学誌, 1, 73-78.	1999
81	自然流産を経験した女性のソーシャルサポートを測定する質問紙	自然流産を経験した女性のソーシャルサポートを測定する質問紙の作成（第1報）　ソーシャルサポートの下位概念の検討	田母神裕美	日本助産学会誌, 12(2), 45-55.	1999
82		脳血管障害患者と家族ケアニーズに関する研究　退院のためのケアニーズの構成因子と介護負担感との関連	千葉由美	日本在宅ケア学会誌, 3(1), 53-62.	1999
83		育児不安に関する要因の検討	八幡裕一郎	日本公衆衛生雑誌, 46(7), 521-531.	1999
84	要介助高齢者の日常生活動作能力評価票	要介助高齢者の日常生活動作能力評価票の作成	出村慎一	日本公衆衛生雑誌, 46(1), 25-34.	1999
85	地域高齢者の健康管理に対するセルフエフィカシー尺度	地域高齢者の健康管理に対するセルフエフィカシー尺度の作成	横川吉晴	日本公衆衛生雑誌, 46(2), 103-112.	1999
86	ケアマネジメント過程の質を評価する尺度	ケアマネジメント過程の質を評価する尺度の開発　デルファイ調査と信頼性・妥当性の検討	岡本玲子	日本公衆衛生雑誌, 46(6), 435-446.	1999
87	「親性」尺度	父親と母親における子どもの誕生に伴う「親性」の心理的変容（1）　「親性」尺度の作成と因子構造の検討	鮫島雅子	日本看護研究学会雑誌, 22(5), 23-35.	1999
88	がん患者における QOL 尺度	がん患者における QOL 尺度の妥当性と信頼性の検討　乳がん患者に用いて	川畑貴美子	日本看護学会論文集 30回成人看護Ⅱ, 9-11.	1999

89		基礎看護実習における学生の達成感の自己認知とサポートとの関連	行田智子	日本看護学会論文集 30 回看護教育, 50-52.	1999
90	透析をしながら働く中年期男性における生活史の編みなおし尺度	透析をしながら働く中年期男性における生活史の編みなおし尺度の開発	内田雅子	日本看護科学会誌, 19(1), 60-70.	1999
91	成人期の術前患者の認知的評価における尺度	成人期の術前患者の認知的評価における尺度開発への試み	山本直美	日本看護科学会誌, 19(3), 55-63.	1999
92		放射線治療中の癌患者の倦怠感に関する研究	神里みどり	日本がん看護学会誌, 13(2), 48-59.	1999
93		在宅看護者のソーシャルサポート 測定尺度開発の試み	石川利江	長野県看護大学紀要, 1, 35-44.	1999
94	日本語版 The Heart Patient Psychologic Questionnaire (HPPQ)	心筋梗塞患者の心理への看護介入評価方法に関する研究 日本語版 The Heart Patient Psychologic Questionnaire (HPPQ) の作成と初期段階の検討	眞嶋朋子	千葉看護学会誌, 5(1), 8-15.	1999
95	「看護婦（士）-患者相互行為における目標達成」に関する測定用具	「看護婦（士）-患者相互行為における目標達成」に関する測定用具の開発 キング目標達成理論の検証に向けて	亀岡智美	千葉看護学会誌, 5(1), 1-7.	1999
96	がん患者苦悩尺度	「がん患者苦悩尺度」の開発 信頼性と妥当性の検討	金子眞理子	聖路加看護学会誌, 3(1), 25-32.	1999
97	日常ストレス対処行動の評価尺度	日常ストレス対処行動の評価尺度の作成	辻裕美子	精神保健研究, 12 号, 53-61.	1999
98	育児不安スクリーニング尺度	育児不安スクリーニング尺度の作成に関する研究 1・2ヶ月児の母親用試作モデルの検討	吉田弘道	小児保健研究, 58(6), 697-704.	1999
99	日本版 Parenting Stress Index (PSI)	日本版 Parenting Stress Index (PSI) の信頼性・妥当性の検討	奈良間美保	小児保健研究, 58(5), 610-616.	1999
100		メンタルヘルスパターン診断検査の作成に関する研究（1） MHP 尺度の信頼性と妥当性	橋本公雄	健康科学, 21, 53-62.	1999
101	看護の対象理解に関する自己評価尺度	看護の対象理解に関する自己評価尺度の開発 質問項目の作成と選定	島田理恵	看護教育学研究, 8(2), 6-7.	1999
102	公的介護保険における高齢者の QOL 評価表	公的介護保険における高齢者の QOL 評価表とその検定	武田功	川崎医療福祉学会誌, 9(2), 169-176.	1999
103	基本動作能力を測定するための機能的動作尺度	基本動作能力を測定するための機能的動作尺度の開発	臼井滋	理学療法科学, 15(4), 173-179.	2000
104		母親の胎児及び新生児への愛着の関連性と愛着に及ぼす要因 知識発見法による分析	辻野順子	母性衛生, 41(2), 326-335.	2000
105	脳血管障害患者における障害によるストレスの認知的評価尺度	脳血管障害患者における障害によるストレスの認知的評価尺度の開発	小西かおる	日本リハビリテーション看護学会集録 12 回, 3-5.	2000
106	認知・行動不一致尺度	HbA1c 値が 2 型糖尿病患者の心理及び行動に与える影響 認知・行動不一致尺度を用いた分析	林啓子	日本糖尿病教育・看護学会誌, 4(2), 94-100.	2000
107	利用者満足度による在宅ケアマネジメントの評価	利用者満足度による在宅ケアマネジメントの評価に関する研究	中谷久恵	日本在宅ケア学会誌, 4(19), 39-46.	2000
108	脳血管障害患者における障害によるストレスの認知的評価尺度	脳血管障害患者における障害によるストレスの認知的評価尺度の開発	小西かおる	日本在宅ケア学会誌, 4(19), 62-71.	2000
109	青年用疲労自覚症状尺度	青年用疲労自覚症状尺度の作成	小林秀紹	日本公衆衛生雑誌, 47(8), 638-646.	2000
110	自己管理スキル尺度	自己管理スキル尺度の開発と信頼性・妥当性の検討	高橋浩之	日本公衆衛生雑誌, 47(11), 907-914.	2000
111	難病患者に共通の主観的 QOL 尺度	難病患者に共通の主観的 QOL 尺度の開発	川南勝彦	日本公衆衛生雑誌, 47(12), 990-1003.	2000

112	聖マリアンヌ式看護尺度	聖マリアンヌ式看護尺度の開発　看護必要度の点数化	長谷川綾子	日本看護学会論文集30回看護管理, 79-80.	2000
113	出産体験自己評価尺度	出産体験自己評価尺度の作成とその信頼性・妥当性の検討	常盤洋子	日本看護科学会誌, 20(1), 1-9.	2000
114		院内教育プログラムの現状に関する研究　全国調査のための質問紙作成を目指して	三浦　弘恵	千葉看護学会会誌, 6(2), 17-23.	2000
115	死生観尺度	死生観に関する研究　死生観尺度の構成と信頼性・妥当性の検証	平井啓	死の臨床, 23(1), 71-76.	2000
116		基本的QOL評価尺度の開発　健常者を対象として	福本安甫	作業療法, 19(1), 24-31.	2000
117	QOL評価	QOL評価における測定設定の再検討	福本安甫	作業療法, 19(5), 473-476.	2000
118		患者の意志決定を支える看護の基盤についての看護者の認識	野嶋佐由美	高知女子大学紀要(看護学部編), 49, 75-87.	2000
119	Latackコーピング尺度改訂版	Latackコーピング尺度改訂版の開発	齋藤圭介	厚生の指標, 47(4), 19-26.	2000
120	在宅高齢者を対象とした生活満足度尺度	在宅高齢者を対象とした生活満足度尺度の作成	南雅樹	教育医学, 46(2), 961-969.	2000
121	看護婦の対象理解に関する自己評価尺度	看護婦の対象理解に関する自己評価尺度開発における初期的研究　質的帰納的研究成果に基づく質問項目の作成と選定	川島理恵	看護教育学研究, 9(1), 26-39.	2000
122		QOL評価における影響要因の検討	福本安甫	川崎医療福祉学会誌, 10(1), 33-38.	2000
123	対象—看護者関係評価尺度(CNRS)	対象-看護者関係評価尺度(CNRS)の開発	深井喜代子	川崎医療福祉学会誌, 10(2), 285-291.	2000
124	妊婦の出産に対するSelf-Efficacy Scale	妊婦の出産に対するSelf-Efficacy Scaleの開発に関する研究(1)　信頼性と妥当性の検討	島田啓子	金沢大学医学部保健科学紀要, 24(1), 61-68.	2000
125	小学生用攻撃性質問紙	小学生用攻撃性質問紙の作成と信頼性,妥当性の検討	坂井明子	学校保健研究, 42(5), 423-433.	2000
126	妊娠女子の為の遂行感情尺度	妊娠女子の為の遂行感情尺度の開発　因子解析による信頼性及び妥当性の評価	Saito Hisako	Kawasaki Journal of Medical Welfare, 6(1), 39-48.	2000
127	積極的傾聴態度評価尺度	積極的傾聴態度評価尺度の開発	三島徳雄	Journal of Occupational Health, 42(3), 111-118.	2000
128		看護学生の学習意欲の検討	永嶋由理子	山口県立大学看護学部紀要, 5号, 39-45.	2001
129		マイクロカウンセリング的アプローチにおける共感的理解の構造	長谷川雅美	三重看護学誌, 4(1), 1-4.	2001
130	新たな健康関連QOL尺度(MQS)	新たな健康関連QOL尺度(MQS)の作成とその信頼性・妥当性の検討　脊髄損傷者のQOLを高めるリハビリテーション看護について	新井龍子	日本リハビリテーション看護学会抄録13回, 33-35.	2001
131	K式スケール(金沢大学式褥創発生予測スケール)	K式スケール(金沢大学式褥創発生予測スケール)の信頼性・妥当性の検討　高齢者を対象にして	大桑麻由美	日本褥創学会誌, 3(1), 7-13.	2001
132	地域保健におけるケアマネジメント活動指標	地域保健におけるケアマネジメント活動指標の開発	岡本玲子	日本公衆衛生雑誌, 48(9), 773-784.	2001
133	地域高齢者のためのQOL質問表	地域高齢者のためのQOL質問表の開発と評価	太田壽城	日本公衆衛生雑誌, 48(29, 258-267.	2001
134		新人看護婦の職務ストレスに関する研究　職務ストレッサー尺度の開発と影響要因の分析	藤原千恵子	日本看護研究学会雑誌, 24(1), 77-88.	2001

135	多床室における入院患者のプライバシー意識を測定する尺度	多床室における入院患者のプライバシー意識を測定する尺度の作成	永井千賀子	日本看護学学会論文集33回看護総合, 156-158.	2001
136	排便量, 性状の尺度表	排便量, 性状の尺度表の作成　観察の統一を目指して	林由香	日本看護学学会論文集32回看護総合, 159-160.	2001
137	母親の愛着尺度日本語版	母親の愛着尺度日本語版の信頼性・妥当性の検討	中島登美子	日本看護科学会誌, 21(1), 1-8.	2001
138	慢性病者のセルフケア能力を査定する質問紙	慢性病者のセルフケア能力を査定する質問紙の改訂	本庄恵子	日本看護科学会誌, 21(1), 29-39.	2001
139	看護系大学教師の実習教育に対する教師効力尺度	看護系大学教師の実習教育に対する教師効力尺度の検討	坪井桂子	日本看護科学会誌, 21(29, 37-45.	2001
140	脳卒中患者を対象としたコーピング尺度	脳卒中患者を対象としたコーピング尺度の開発	齋藤圭介	東京保健科学学会誌, 4(1), 29-37.	2001
141		過食行動の最中に体験される意識の変容に関する研究	盛岡多佳	心理臨床学研究, 19(2), 160-170.	2001
142		青年期における空虚感と親からの心理的分離との関連に関する研究	徳本祥	心理臨床学研究, 19(2), 109-118.	2001
143		精神分裂病の作業療法の治療要因と社会生活能力との関連	新宮尚人	作業療法, 20(6), 579-589.	2001
144		3歳児の言語発達と母親の養育意識・養育行動との関係	関美雪	埼玉県立短期大学部紀要, 2号, 34-43.	2001
145	日本語版がん体験者のMastery of Stress Instrument	日本語版がん体験者のMastery of Stress Instrumentの開発過程	藤田佐和	高知女子大学紀要, 50, 27-43.	2001
146		外来通院しているがん体験者のストレスと折り合いをつける力	藤田佐和	高知女子大学看護学部会誌, 26(2), 1-12.	2001
147		心理社会的援助プログラムのニーズアセスメントと効果評価に関する全国試行調査　調査デザインと評価尺度の開発・評価	大島巌	厚生労働省精神・神経疾患研究12年度総括報告書.	2001
148	疾病親和的パーソナリティー特性評価のための自記式質問票開発	疾病親和的パーソナリティー特性評価のための自記式質問票開発の試み　質問項目の作成過程と内容妥当性について	永野純	健康科学, 23, 41-52.	2001
149	社会的活動指標	社会的活動指標の交差妥当性と加齢変化	平上二九三	吉備国際大学保健福祉研究所研究紀要, 2号, 67-74.	2001
150	在宅高齢者を支える介護者のQOL評価	在宅高齢者を支える介護者のQOL評価方法の検討　評価尺度の作成および調査結果の分析	磯貝仁美	北里理学療法学, 4号, 17-22.	2001
151	大学生版ストレスマネジメント評価尺度	大学生の怒りとその対処に関する研究	藤井義久	岩手県立大学看護学部紀要, 3, 23-30.	2001
152	新規摂食障害スケール	摂食障害の心理特性構造分析と新規摂食障害スケールの試み	四戸智昭	アディクションと家族, 18(2), 251-260.	2001
153	看護婦用ストレス反応尺度	看護婦用ストレス反応尺度の作成　既成尺度の看護婦への適用と短縮版作成の試み	山口桂子	愛知県立看護大学紀要, 7, 1-11.	2001
154	日本語版Fetal Health Locus of Control測定尺度	日本語版Fetal Health Locus of Control測定尺度作成の試み	眞鍋えみ子	Quality Nursing, 7(5), 417-425.	2001
155		父性イメージよりみた父性発達段階の特性に関する実証的研究	川崎佳代子	Health Sciences, 17(2), 66-76.	2001
156	大学生用QOL質問票「大学生活チェックカタログ」	大学生のQOLの研究　大学生用QOL質問票「大学生活チェックカタログ」の開発	福盛英明	CAMPUS HEALTH, 37(2), 55-60.	2001

157	Modified Ashworth Scale（MAS）	脳血管障害片麻痺患者における痙縮評価 Modified Ashworth Scale（MAS）の評価者間信頼性の検討	辻哲也	リハビリテーション医学, 39(7), 409-415.	2002
158		Chroinc Respiratory Disease Questionnaire の Feasibility と身体機能面との関係	有薗佳代子	理学療法群馬, 13, 45-47.	2002
159	「親性」尺度	育児評価としての「親性」尺度開発の試み	有馬志津子	日本地域看護学会誌, 4(1), 34-40.	2002
160	ストレススケール	精神科単科2施設における看護者のストレスを検討　ストレススケールの作成を試みて	村上有加利	日本精神科看護学会誌, 45(2), 187-191.	2002
161	精神科病棟における痴呆評価スケール	精神科病棟における痴呆評価スケールの検討　GBS スケールをもとに痴呆評価スケールを作成して	渡辺麻矢	日本精神科看護学会誌, 45(2), 486-490.	2002
162	コーピング尺度（GCO）特性版	コーピング尺度（GCO）特性版の作成及び信頼性・妥当性の検討	佐々木恵	日本公衆衛生雑誌, 49(5), 399-408.	2002
163		看護職の法的責任認識に関する研究	綿貫恵美子	日本看護研究学会雑誌, 25(2), 61-69.	2002
164	在宅高齢者のための嚥下障害リスク評価に関する尺度	在宅高齢者のための嚥下障害リスク評価に関する尺度開発	深田順子	日本看護研究学会雑誌, 25(1), 87-99.	2002
165	看護ケアの質過程自己評価表	看護ケアの質過程自己評価表の開発と妥当性の検討　QI プログラムを用いた第三者評価との比較とフォーカスグループインタビューを用いた分析	阿部俊枝	日本看護管理学会誌, 5(2), 19-28.	2002
166	看護職の職業認識尺度	看護職の職業認識尺度の開発とその信頼性・妥当性の検討	國重絵美	日本看護学教育学会誌, 12(2), 15-25.	2002
167	気管支喘息をもつ学童の QOL 調査票 Ver.1	気管支喘息をもつ学童の QOL 調査票 Ver.1 の作成	浅野みどり	日本看護科学会誌, 22(1), 53-63.	2002
168	在宅要介護高齢者の ADL ギャップ自己効力感尺度	在宅要介護高齢者の ADL ギャップ自己効力感尺度の開発と，その信頼性・妥当性の検討	深谷安子	日本看護科学会誌, 22(1), 23-32.	2002
169	Spilituality 評定尺度	Spilituality 評定尺度の開発とその信頼性・妥当性の検討	比嘉勇人	日本看護科学会誌, 22(3), 29-38.	2002
170	退院後の消化器系永久ストーマ造設患者のための生活安定尺度	退院後の消化器系永久ストーマ造設患者のための生活安定尺度の開発	伊藤直美	日本看護科学会誌, 22(4), 11-20.	2002
171	看護学生の普遍的セルフケア実践度測定尺度	看護学生の普遍的セルフケア実践度測定尺度の開発　尺度の信頼性・妥当性の検討	高間静子	富山医科薬科大学医学会誌, 14(1), 50-55.	2002
172	看護学教員ロールモデル行動自己評価尺	看護学教員ロールモデル行動自己評価尺度の開発　質的帰納的研究成果を基盤として	舟島なをみ	千葉大学看護学部紀要, 24 号, 9-14.	2002
173	PGC モラールスケール	高齢者の主観的 QOL の評価　PGC モラールスケールの工夫と満足度 10 点法について	小林法一	総合リハビリテーション, 30(4), 359-362.	2002
174		幼児期における発達障害のアセスメント適用に関する研究	水内豊和	小児保健研究, 61(1), 44-51.	2002
175		終末期医療に携わる看護婦の患者ケアに対する満足感	岩瀬紫	死の臨床, 25(1), 70-77.	2002
176	暮らしぶり評価表	「暮らしぶり評価表」作成の試み　遂行機能障害・記憶障害を中心に	水品朋子	作業療法ジャーナル, 36(3), 246-252.	2002
177	主観的良好状態評価一覧（General Well-Being Schedule: GWBS）日本語版	主観的良好状態評価一覧（General Well-Being Schedule: GWBS）日本語版の開発	中山健夫	厚生の指標, 49(3), 8-18.	2002
178	脳梗塞発症後の患者における Rosenberg 自尊感情尺度	脳梗塞発症後の患者における Rosenberg 自尊感情尺度の信頼性・妥当性	篠原純子	九州大学医療技術短期大学部紀要, 29 号, 87-96.	2002

No.	尺度名	タイトル	著者	掲載誌	年
179		QOLを重視した透析療法選択のための問診表とアセスメント用紙の作成	岩本久美子	看護実践の科学, 27(6), 69-75.	2002
180	看護の対象理解に関する自己評価尺度	看護問題対応行動自己評価表尺度（OPSN）の開発	定廣和香子	看護研究, 35(6), 483-494.	2002
181	看護学担当教員に求められるリーダーシップ行動測定尺度	看護学担当教員に求められるリーダーシップ行動測定尺度の作成	岩瀬裕子	看護教育, 43(1), 54-59.	2002
182	保健授業評価票	保健授業評価票作成の試み　中学生の授業評価構造に着目して	七木田文彦	学校保健研究, 44(1), 47-55.	2002
183	通院患者の服薬アセスメント指標	通院患者の服薬アセスメント指標の作成と有用性に関する研究	湯沢八江	お茶の水医学雑誌 50(3), 133-143.	2002
184	児童版怒り尺度	児童版怒り尺度の開発	藤井義久	岩手県立大学看護学部紀要, 4, 1-7.	2002
185	看護師用コミュニティ感覚尺度	看護師の職場コミュニティ感覚とストレス反応　看護師用コミュニティ感覚尺度の作成を中心に	山口桂子	愛知県立看護大学紀要, 8, 14-24.	2002
186	社会生活技能評価尺度	社会生活技能評価尺度の因子構造モデルの検討	國方弘子	Quality Nursing, 8(6), 513-515.	2002
187	社会生活技能評価尺度	社会生活技能評価尺度	國方弘子	Quality Nursing, 8(6), 516-521.	2002
188	幼児健康診査における育児機能評価のためのアセスメントツール	幼児健康診査における育児機能評価のためのアセスメントツールの開発（その2）　育児機能アセスメントツールIの有効性の検討	荒木田美香子	日本地域看護学会誌, 5(2), 51-60.	2003
189	座位自立度尺度	地域障害高齢者における自立度の測定　座位自立度尺度開発	田高悦子	日本地域看護学会誌, 5(2), 43-50.	2003
190	臨床看護師の道徳的感性尺度	臨床看護師の道徳的感性尺度の信頼性・妥当性の検討	中村美知子	日本赤十字看護学会誌, 3(1), 49-58.	2003
191	産褥期育児生活肯定感尺度	産褥期育児生活肯定感尺度改訂に関する研究	島田真理恵	日本助産学会誌, 16(2), 36-45.	2003
192		先天性心疾患児療育ニーズに関する研究（第1報）　新しい尺度の開発	広瀬幸美	日本小児循環器学会雑誌, 19(1), 14-16.	2003
193	重症・救急患者家族アセスメントツール	重症・救急患者家族アセスメントツールの開発　完成版CNS-FACEの作成プロセス	山勢博彰	日本集中治療医学会雑誌, 10(1), 9-16.	2003
194	女子学生を対象としたMSQ（Menstrual Symptom Questionnaire）	女子学生を対象としたMSQ（Menstrual Symptom Questionnaire）の予備的検討　その因子構造ならびに心理社会的要因との関連を中心に	難波茂美	日本看護研究学会雑誌, 26(29), 63-72.	2003
195		対人関係能力としての看護学生のオープナー特性の検討　一般大学・看護大学・看護専門学校生の学校間・学年間の比較	大見サキエ	日本看護研究学会雑誌, 26(29), 19-33.	2003
196	看護職における言語的応答能力測定尺度	看護職における言語的応答能力測定尺度とその信頼性・妥当性の検討	淘江七海子	日本看護研究学会雑誌, 26(1), 55-65.	2003
197		退院計画における在宅アセスメント表の有効性　病棟看護師のアンケート調査から	南まゆみ	日本看護学会論文集33回地域看護, 99-101.	2003
198	高脂血症の発症・悪化防止のための生活習慣行動測定尺度	高脂血症の発症・悪化防止のための生活習慣行動測定尺度の開発	鈴木千絵子	日本看護学会論文集33回成人看護学, 213-215.	2003
199	病棟看護ケアにおける患者満足度測定ツール	病棟看護ケアにおける患者満足度測定ツール作成の取り組み	坂林博子	日本看護学会論文集33回看護管理, 206-208.	2003
200	Picot's Caregiver's Reward Scale 日本語版	Picot's Caregiver's Reward Scale 日本語版作成と職業介護者ポジティブゲイン尺度との比較	堀川悦夫	東北大学医療技術短期大学部紀要, 12(1), 27-34.	2003

#	尺度名	タイトル	著者	掲載誌	年
201		在宅介護者の介護負担感及び QOL 測定を可能とする評価表の作成　介護満足度に影響する因子の抽出	本間 祥浩	北里理学療法学, 6号, 153-156.	2003
202	要介護状態リスク尺度	要介護状態リスク尺度の開発	鳩野 洋子	日本地域看護学会誌, 7(1), 29-34.	2004
203	日本語版 Multifactorial Memory Questionnaire (MMQ-J)	日本語版 Multifactorial Memory Questionnaire (MMQ-J) の作成, 及び信頼性と妥当性の検討	井出 訓	北海道医療大学看護福祉学部紀要, 11, 27-35.	2004
204	不妊治療を受けているカップルの親密さを測定する尺度	不妊治療を受けているカップルの親密さを測定する尺度の開発	野澤 美江子	看護研究, 37(7), 595-605.	2004
205	小児の看護師ストレッサー尺度	小児の看護師ストレッサー尺度の作成とその信頼性・妥当性の検討	高谷 裕紀子	小児保健研究, 63(6), 721-728.	2004
206	Mishel の病気の不確かさ尺度 (Community Form) 日本語版	Mishel の病気の不確かさ尺度 (Community Form) 日本語版の信頼性・妥当性の検討	野川 道子	日本看護科学会誌, 24(3), 39-48.	2004
207	妊婦セルフケア行動動機づけ評定尺度短縮版	妊婦セルフケア行動動機づけ評定尺度短縮版の作成と信頼性・妥当性の検討	眞鍋 えみ子	Quality Nursing, 10(9), 865-872.	2004
208		看護師と看護学生のスピリチュアリティ構成概念に関する研究	中村 雅彦	トランスパーソナル心理学／精神医学, 5(1), 45-51.	2004
209	ストレスマネジメントに関する研究 介護職員の介護張り合い感尺度	ストレスマネジメントに関する研究 介護職員の介護張り合い感尺度の作成 - 信頼性・妥当性の検証（A study on stress management: Preparing a care motivation scale for care staff: Demonstrating reliability and validity）(英語)	足立 はるゑ	医学と生物学, 148(6), 18-26.	2004
210	コミュニケーション技術評価スケール	コミュニケーション技術評価スケールの開発とその信頼性・妥当性の検討	上野 玲子	日本看護学教育学会誌, 14(1), 1-12.	2004
211	看護学実習教授活動自己評価尺度 (SCTB)	【看護教育学における理論開発】　看護学実習教授活動自己評価尺度 (SCTB) の開発 看護教育学における基盤研究発展型応用研究として	中山 登志子	看護研究, 37(3), 237-251.	2004
212	看護師長のリスクマネジャー役割評価尺度	看護師長のリスクマネジャー役割評価尺度開発	児玉 真利子	日本看護管理学会誌, 7(2), 10-18.	2004
213	McGill Quality of Life Questionnaire による緩和ケア評価	McGill Quality of Life Questionnaire による緩和ケア評価に関する研究	辻川 真弓	三重看護学誌, 7, 109-122.	2005
214		腎不全看護における QOL 研究の動向と今後の課題	下山 節子	日本赤十字九州国際看護大学 Intramural Research Report, 4, 118-127.	2005
215	看護師の患者との対人関係における自己効力感測定尺度	看護師の患者との対人関係における自己効力感測定尺度の作成	坪田 恵子	日本看護学会誌, 15(1), 28-36.	2005
216	The Coping Scale for Infertile Couples (CSIC)	The Coping Scale for Infertile Couples (CSIC) の信頼性・妥当性の検討	渡邊 実香	日本看護医療学会雑誌, 7(2), 1-9.	2005
217	看護教員のストレス要因を測定するストレッサー尺度	看護教員のストレス要因を測定するストレッサー尺度の開発　専修学校の看護教員を対象として	坂井 恵子	日本看護研究学会雑誌, 28(5), 25-35.	2005
218	ディスチャージプランニングのプロセス評価尺度	ディスチャージプランニングのプロセス評価尺度の開発と有用性の検証	千葉 由美	日本看護科学会誌, 25(4), 39-51.	2005
219		糖尿病患者の自己評価による食事療法実行度の検討	西片 久美子	日本糖尿病教育・看護学会誌, 9(2), 124-132.	2005

No.	尺度名	論文タイトル	著者	掲載誌	年
220	在宅における看護実践自己評価尺度	在宅における看護実践自己評価尺度の開発	三浦 弘恵	千葉看護学会会誌, 11(1), 31-37.	2005
221	教育ニードアセスメントツール―臨床看護師用―	教育ニードアセスメントツール‐臨床看護師用‐の開発	三浦 弘恵	千葉看護学会会誌, 11(1), 25-30.	2005
222		分娩期ケアにおける助産師のSelf-Efficacy	宮本 江利子	母性衛生, 46(2), 365-373.	2005
223	看護師による転倒予防ケア自己評価尺度開発	特定機能病院における転倒予防ケアの質評価に関する研究 看護師による転倒予防ケア自己評価尺度開発の試み	鈴木 みずえ	看護管理, 15(8), 661-663.	2005
224	乳幼児健康診査に対する母親の満足感を測定する質問項目	乳幼児健康診査に対する母親の満足感を測定する質問項目の検討	片川 久美子	保健師ジャーナル, 61(9), 844-849.	2005
225	女性に対する暴力スクリーニング尺度	女性に対する暴力スクリーニング尺度の開発	片岡 弥恵子	日本看護科学会誌, 25(3), 51-60.	2005
226	看護師における患者とのコミュニケーションスキル測定尺度	看護師における患者とのコミュニケーションスキル測定尺度の開発	上野 栄一	日本看護科学会誌, 25(2), 47-55.	2005
227	高血圧症患者の日常生活における自己管理度測定尺度	高血圧症患者の日常生活における自己管理度測定尺度の作成	坪田 恵子	日本看護研究学会雑誌, 28(2), 73-80.	2005
228	看護師の職務キャリア尺度	看護師の職務キャリア尺度の作成と信頼性および妥当性の検討	石井 京子	日本看護研究学会雑誌, 28(2), 21-30.	2005
229	親性の発達尺度	親性の発達尺度の作成を試みて	及川 裕子	日本ウーマンズヘルス学会誌, 4, 93-102.	2005
230	産褥期における母親役割の自信尺度 母親であることの満足感尺度	産褥期における母親役割の自信尺度と母親であることの満足感尺度の開発 信頼性・妥当性の検討	前原 邦江	千葉大学看護学部紀要, 27号, 9-18.	2005
231	家族システムの健康を測定する尺度	家族システムの健康を測定する尺度の作成と信頼性・妥当性の検討	榊 由里	日本赤十字看護学会誌, 5(1), 48-59.	2005
232	出産に対する自己効力感尺度	出産に対する自己効力感尺度の検討 結果予期と効力予期の判別の試み	亀田 幸枝	母性衛生, 46(1), 201-210.	2005
233	1型糖尿病の学童から青年の「糖尿病に関連した満足度（QOL）」質問紙	1型糖尿病の学童から青年の「糖尿病に関連した満足度（QOL）」質問紙の検討	中村 伸枝	日本糖尿病教育・看護学会誌, 9(1), 4-13.	2005
234	ICU患者家族のニーズの抽出とニーズ測定尺度	ICU患者家族のニーズの抽出とニーズ測定尺度の開発	辰巳 有紀子	日本集中治療医学会雑誌, 12(2), 111-118.	2005
235	家族介護者の束縛感・孤立感・充実感尺度	家族介護者の束縛感・孤立感・充実感尺度の開発とその信頼性・妥当性の検証	橋本 栄里子	病院管理, 42(1), 7-18.	2005
236	ストレス・ストレスコーピング尺度（SSCQ）	看護職のストレスマネジメントに関する研究 ストレス・ストレスコーピング尺度（SSCQ）の看護職への適用	足立 はるゑ	産業衛生学雑誌, 47(1), 1-10.	2005
237	看護管理者の管理能力測定尺度	看護管理者の管理能力測定尺度の開発とファーストレベル研修受講者の管理能力の現在の認識	道廣 睦子	日本看護学会誌, 16(1), 59-67.	2006
238	在宅ホスピスケアの準備に関するがん高齢者用アセスメントツール	在宅ホスピスケアの準備に関するがん高齢者用アセスメントツールの開発	大木 正隆	お茶の水医学雑誌, 54(4), 125-146.	2006
239	乳幼児を持つ親に対する子育て観尺度	乳幼児を持つ親に対する子育て観尺度の開発 信頼性・妥当性の検討	陳 東	千葉看護学会会誌, 12(2), 76-82.	2006
240	人工股関節全置換術患者のQOL Oxford Hip Score 日本語版	人工股関節全置換術患者のQOL Oxford Hip Score 日本語版の信頼性, 妥当性	上杉 裕子	日本看護研究学会雑誌, 29(4), 81-87.	2006

241	看護師の臓器提供に対する態度尺度・知識尺度	看護師の臓器提供に対する態度尺度・知識尺度の開発と信頼性・妥当性の検討　臓器提供関係施設看護師を対象とした実証的研究	新田 純子	日本看護研究学会雑誌, 29(4), 15-22.	2006
242	日本語版 NWI-R	日本語版 NWI-R の開発　看護の専門性を発揮できる職場環境の評価のために	小林 美亜	看護管理, 16(11), 929-935.	2006
243	Suffering 調査票	Suffering 調査票の開発	金子 眞理子	日本看護科学会誌, 26(3), 3-12.	2006
244	糖尿病セルフケア能力の自己評価表	糖尿病セルフケア能力の自己評価表の信頼性・妥当性の検討	滝澤 寛子	日本地域看護学会誌, 8(2), 21-27.	2006
245		看護学生の実習適応感に関する研究（第 1 報）尺度作成の試みと信頼性・妥当性の検討	高橋 ゆかり	群馬パース大学紀要, 2 号, 233-242.	2006
246	育児ストレッサー尺度	育児ストレッサー尺度作成の試み	吉永 茂美	母性衛生, 47(2), 386-396.	2006
247	看護師の職業的アイデンティティ尺度（PISN）	看護師の職業的アイデンティティ尺度（PISN）の開発	佐々木 真紀子	日本看護科学会誌, 26(1), 34-41.	2006
248	教育ニードアセスメントツール　看護学教員用（FENAT）	教育ニードアセスメントツール　看護学教員用（FENAT）の開発	舟島 なをみ	看護教育, 47(4), 350-355.	2006
249	学習ニードアセスメントツール―臨床看護師用―	学習ニードアセスメントツール - 臨床看護師用 - の開発	三浦 弘恵	看護教育学研究, 15(1), 7-19.	2006
250	改訂母親意識・対児感情尺度	改訂母親意識・対児感情尺度の検討	行田 智子	母性衛生, 47(1), 214-221.	2006
251	糖尿病の食事療法にかかわるつらさ尺度	糖尿病の食事療法にかかわるつらさ尺度の信頼性・妥当性の検討	西片 久美子	日本赤十字看護学会誌, 6(1), 62-70.	2006
252	看護師レジリエンス尺度	看護師レジリエンス尺度の信頼性と妥当性	井原	産業保健人間工学研究, 11suppl., 82-85.	2007
253	血液透析患者のセルフケア測定尺度	血液透析患者のセルフケア測定尺度の信頼性と妥当性の評価（Hemodialysis patients' self-care measurement scale an evaluation of reliability and validity）（英語）	Shintani Keiko	Niigata Journal of Health and Welfare, 7(1), 31-37.	2007
254	乳がん体験者の術後上肢機能障害に対する主観的認知尺度	乳がん体験者の術後上肢機能障害に対する主観的認知尺度の作成と信頼性および妥当性の検討	佐藤 冨美子	日本がん看護学会誌, 22(1), 31-42.	2007
255	幻覚・妄想の訴えに対する精神科看護師の認知・感情・対処に関する質問紙	幻覚・妄想の訴えに対する精神科看護師の認知・感情・対処に関する質問紙を用いた研究　精神科看護における認知行動療法の導入を目指して	白石 裕子	日本精神科看護学会誌, 5(1), 14-22.	2007
256	壮年前期の高脂血症予防のための保健行動に対する自己効力感尺度	壮年前期の高脂血症予防のための保健行動に対する自己効力感尺度の開発　産業保健領域の調査から	和泉 比佐子	日本地域看護学会誌, 9(2), 7-14.	2007
257		肝がん患者の闘病継続力に関する検討　闘病者の生活調整に焦点をあてて	永松 有紀	日本がん看護学会誌, 21(2), 4-13.	2007
258	神経難病患者の療養生活の受けとめ尺度	神経難病患者の療養生活の受けとめ尺度の開発	西村 歌織	北海道医療大学看護福祉学部紀要, 14 号, 37-47.	2007
259	大学生用日本語版コンドーム使用自己効力感尺度	大学生用日本語版コンドーム使用自己効力感尺度の開発　内容的妥当性と信頼性の検討	大石 時子	思春期学, 25(4), 411-422.	2007
260	プライバシー意識測定尺度	精神科病棟入院患者を対象にした「プライバシー意識測定尺度」の開発	久保園 剛	精神看護, 10(6), 76-82.	2007
261	がん患者のケアを担う看護師のケアリング行動を測定する質問紙	がん患者のケアを担う看護師のケアリング行動を測定する質問紙の開発	重久 加代子	がん看護, 12(6), 648-655.	2007

#	尺度名	論文タイトル	著者	掲載誌	年
262	妊娠期における妊婦と夫の役割に関する自己効力感質問紙	妊娠期における妊婦と夫の役割に関する自己効力感質問紙の作成　信頼性と妥当性の検討	佐藤 昇子	天使大学紀要, 7, 57-66.	2007
263	外来化学療法を受けているがん患者の気がかり評定尺度	外来化学療法を受けているがん患者の気がかり評定尺度の開発と信頼性・妥当性の検討	神田 清子	日本がん看護学会誌, 21(1), 3-13.	2007
264	糖尿病看護における実践能力育成のための評価指標	糖尿病看護における実践能力育成のための評価指標の開発（2）評価指標の検証と完成	瀬戸 奈津子	日本糖尿病教育・看護学会誌, 11(2), 135-149.	2007
265	看護学生の臨地実習自己効力感尺度	看護学生の臨地実習自己効力感尺度の開発とその信頼性・妥当性の検討	眞鍋 えみ子	日本看護研究学会雑誌, 30(2), 43-53.	2007
266	2型糖尿病患者の食事自己管理行動質問紙	2型糖尿病患者の食事自己管理行動質問紙の作成	多留 ちえみ	日本糖尿病教育・看護学会誌, 11(1), 4-18.	2007
267	児の泣きに対する母親の育児困難感尺度	児の泣きに対する母親の育児困難感尺度の開発（Development of a scale of mothers' childcare difficulty feeling toward their infants' crying）（英語）	田淵 紀子	金沢大学つるま保健学会誌, 30(2), 179-192.	2007
268	出産後のサポート質問紙日本版（PSQ-J）	出産後のサポート質問紙日本版（PSQ-J）の信頼性・妥当性の検討	中島 登美子	日本母性看護学会誌, 7(1), 11-17.	2007
269		看護大学生の食習慣と知識，および健康への関心の関係	平田 真紀	大阪大学看護学雑誌, 13(1), 9-17.	2007
270	看護師を対象としたRathus Assertiveness Schedule日本語版	看護師を対象としたRathus Assertiveness Schedule日本語版の作成	渋谷 菜穂子	日本看護研究学会雑誌, 30(1), 79-88.	2007
271	血液透析患者自己管理行動尺度	血液透析患者自己管理行動尺度の作成と信頼性・妥当性の検討	野澤 明子	日本看護研究学会雑誌, 30(1), 59-66.	2007
272	キャリア中期看護師の臨床実践力測定尺度ver.3	「キャリア中期看護師の臨床実践力測定尺度ver.3」作成の試み	佐藤 紀子	日本看護管理学会誌, 10(2), 32-39.	2007
273	筋萎縮性側索硬化症患者の慢性的不確かさ尺度	筋萎縮性側索硬化症患者の慢性的不確かさ尺度の検討　開発の初期の段階	金正 貴美	香川大学看護学雑誌, 11(1), 1-8.	2007
274	採血を受ける幼児の保護者の支援効力感尺度	採血を受ける幼児の保護者の支援効力感尺度の開発　幼稚園に通園する幼児をもつ保護者の調査から	流郷 千幸	日本小児看護学会誌, 16(1), 40-46.	2007
275	Duke Social Support Index日本語版（DSSI-J）	Duke Social Support Index日本語版（DSSI-J）の開発	岩瀬 信夫	愛知県立看護大学紀要, 14, 19-27.	2008
276	自閉症児の行動異常を容易に評価できる尺度	自閉症児の行動異常を容易に評価できる尺度の開発　行動異常の程度と母親の健康度および疲労度との関連性	別宮 直子	日本看護科学会誌, 28(3), 34-42.	2008
277	主介護者エンパワーメント尺度（MCEM）中国版	「主介護者エンパワーメント尺度（MCEM）」の中国版の作成	呉 小玉	日本看護科学会誌, 28(3), 3-13.	2008
278	Nurse Attitude Scaleの短縮版	Nurse Attitude Scaleの短縮版の開発　日本人精神科臨床スタッフの大規模なサンプルでの要因分析（Development of the Nurse Attitude Scale short form: Factor analysis in a large sample of Japanese psychiatric clinical staff）（英語）	Katsuki Fujika	Psychiatry and Clinical Neurosciences, 62(3), 349-351.	2008
279	公衆衛生基本活動遂行尺度	「公衆衛生基本活動遂行尺度」の開発と信頼性・妥当性の検証　保健師の全国調査結果から	岩本 里織	日本公衆衛生雑誌, 55(9), 629-639.	2008
280	看護学生のための学習活動自己評価尺度	看護学生のための学習活動自己評価尺度　看護学実習用の開発	中山 登志子	日本看護学教育学会誌, 18(1), 1-10.	2008
281	育児不安・育児ストレスの測定尺度	育児不安・育児ストレスの測定尺度開発に関する文献検討（1983年～2007年）	川崎 道子	沖縄県立看護大学紀要, 9, 53-60.	2008

No.	尺度名	タイトル	著者	出典	年
282	精神障害者生活機能評価尺度（活動面）	「精神障害者生活機能評価尺度（活動面）」の開発についての研究	齋藤 深雪	日本精神保健看護学会誌, 17(1), 44-52.	2008
283	看護学実習での学び尺度	看護学実習での学び尺度の開発と信頼性・妥当性の検討	マイマイティ・バリダ	日本脳神経看護研究学会会誌, 30(2), 175-187.	2008
284		プリセプターが期待する支援ツール開発	池田 貴子	高知女子大学紀要（看護学部編）, 57, 17-26.	2008
285		糖尿病患者の運動療法のモチベーションを把握するスケールの作成	箱石 恵子	岩手看護学会誌, 1(1), 3-13.	2008
286	乳児の泣きぐずりに対する母親の心理反応尺度	「乳児の泣きぐずりに対する母親の心理反応尺度」の開発	杉浦 絹子	母性衛生, 49(1), 114-119.	2008
287	看護学生を対象とした看護実践に対する自己効力感尺度	看護学生を対象とした看護実践に対する自己効力感尺度の作成と信頼性・妥当性の検討	江口 瞳	広島国際大学看護学ジャーナル, 5(1), 15-25.	2008
288		臨地実習における看護学生の看護実践活動に対する自己効力感の検討	水木 暢子	秋田看護福祉大学地域総合研究所研究所報, 3号, 15-22.	2008
289		訪問看護師の勤務継続と職務満足との関係	中野 康子	兵庫県立大学看護学部・地域ケア開発研究所紀要, 15巻, 43-59.	2008
290	慢性病児・障害児の家族支援のためのアセスメント質問紙	慢性病児・障害児の家族支援のためのアセスメント質問紙開発とその信頼性・妥当性・臨床応用の検討	村田 惠子	家族看護学研究, 13(3), 114-123.	2008
291	家族マネジメント力測定スケール	慢性疾患患者の「家族マネジメント力測定スケール」の開発	長戸 和子	家族看護学研究, 13(3), 81-92.	2008
292	患者中心のケア提供を実行する看護師のリーダーシップ役割に関する指標	患者中心のケア提供を実行する看護師のリーダーシップ役割に関する指標と評価	大場 みゆき	日本看護管理学会誌, 13(2), 21-30.	2009
293	壮年期の男性勤労者の健康習慣に関する自己効力感尺度	壮年期の男性勤労者の健康習慣に関する自己効力感尺度の開発　栄養バランス・身体活動・睡眠・節酒・禁煙	尾崎 伊都子	日本地域看護学会誌, 12(1), 35-43.	2009
294	統合失調症者の居場所感尺度	統合失調症者の居場所感尺度の検討	國方 弘子	木村看護教育振興財団看護研究集録, 16, 73-82.	2009
295	認定看護師および看護師のための摂食・嚥下障害看護質評価指標	認定看護師および看護師のための摂食・嚥下障害看護質評価指標の開発	深田 順子	日本摂食・嚥下リハビリテーション学会雑誌, 13(2), 88-106.	2009
296		Nursing Work Index-R の因子分析からみえる看護師が望む看護労働環境	中島 美津子	日本看護管理学会誌, 12(2), 22-31.	2009
297	終末期がん患者の家族支援に焦点を当てた看取りケア尺度	終末期がん患者の家族支援に焦点を当てた看取りケア尺度の開発	吉岡 さおり	日本看護科学会誌, 29(2), 11-20.	2009
298	自己決定理論構成概念の測定尺度日本語版	自己決定理論構成概念の測定尺度日本語版の信頼性・妥当性の検証　血液透析患者の自己管理における自律性支援認知, 動機づけ, 有能感の測定	山本 佳代子	日本看護研究学会雑誌, 32(2), 13-21.	2009
299	行動領域における仕事と家庭の多重役割認識尺度	行動領域における仕事と家庭の多重役割認識尺度の作成	飯倉 直美	茨城県立医療大学紀要, 14, 53-63.	2009
300	看護師版対患者 Over-Involvement 尺度	看護師版対患者 Over-Involvement 尺度の開発と信頼性・妥当性の検討	牧野 耕次	人間看護学研究, 7, 1-8.	2009

No.	尺度名	論文タイトル	著者	掲載誌	年
301	日本語版 Parenting Sense of Competence（PSOC）尺度	日本語版 Parenting Sense of Competence（PSOC）尺度の信頼性，妥当性の検討	阿部 亜希子	北日本看護学会誌, 1(2), 23-30.	2009
302	看護師レジリエンス尺度	看護師レジリエンス尺度の開発と心理計測学的検討（Development and Psychometric Validation of the Resilience Scale for Nurses）（英語）	井原 裕	総合病院精神医学, 22(3), 210-220.	2010
303	養護施設での家族介護負担感尺度の精神測定特性　評価尺度	養護施設での家族介護負担感尺度の精神測定特性　評価尺度の開発（Psychometric properties of the Caregiving Burden Scale for Family Caregivers with Relatives in Nursing Homes: Scale development）（英語）	Fukahori Hiroki	Japan Journal of Nursing Science, 7(2), 136-147.	2010
304	看護師用援助要請意図尺度	看護師用援助要請意図尺度の作成	大畠 みどり	カウンセリング研究, 43(3), 212-219.	2010
305	1歳6ヵ月児をもつ母親への支援に向けた社会的健康度尺度	1歳6ヵ月児をもつ母親への支援に向けた社会的健康度尺度の開発	大野 美賀子	日本地域看護学会誌, 13(1), 44-51.	2010
306	コミュニティーにおける人々の他者への信頼を測定するための尺度	コミュニティーにおける人々の他者への信頼を測定するための尺度開発と理論的検証	本田 光	日本地域看護学会誌, 13(1), 37-43.	2010
307	排便障害評価尺度 ver.2	直腸がん前方切除術後の排便障害を評価する「排便障害評価尺度 ver.2」の開発	佐藤 正美	日本ストーマ・排泄リハビリテーション学会誌, 26(3), 37-48.	2010
308	育児期の親性尺度	育児期の親性尺度の開発　信頼性と妥当性の検討	大橋 幸美	日本看護研究学会雑誌, 33(5), 45-53.	2010
309	Collaborative Practice Scales 日本語版	Collaborative Practice Scales 日本語版の信頼性・妥当性と医師 - 看護師間の協働的実践の測定	小味 慶子	日本看護管理学会誌, 14(2), 15-21.	2010
310	医療事故当事者（看護職者）の安全学習尺度	医療事故当事者（看護職者）の安全学習尺度の開発	林 千加子	医療の質・安全学会誌, 5(3), 201-212.	2010
311	看護師の問題解決行動自己評価尺度	看護師の問題解決行動自己評価尺度の開発　クライエントの抱える問題を解決するために必要な看護師行動の質向上に向けて	服部 美香	千葉看護学会会誌, 16(1), 9-16.	2010
312	認知症高齢者のおだやかスケール	認知症高齢者のおだやかスケールの開発	辻村 弘美	The Kitakanto Medical Journal, 60(2), 119-134.	2010
313	肺がん患者用生活調整尺度	肺がん患者用生活調整尺度の開発	堀井 直子	日本看護医療学会雑誌, 12(1), 9-19.	2010
314	総合病院における看護師レジリエンス尺度	総合病院における看護師レジリエンス尺度の作成および信頼性・妥当性の検討	尾形 広行	精神医学, 52(8), 785-792.	2010
315	壮年期女性の死生観尺度	壮年期女性の死生観尺度の作成	植田 喜久	高知女子大学看護学会誌, 35(1), 1-8.	2010
316	看護管理実践のための自己評価指標	看護管理実践のための自己評価指標の開発	奥 裕美	日本看護科学会誌, 30(2), 32-43.	2010
317	保健師の専門性発展力尺度	保健師の専門性発展力尺度の開発と信頼性・妥当性の検証	岡本 玲子	日本公衆衛生雑誌, 57(5), 355-365.	2010
318		子どもを望んでいる女性の生殖性（generativity）意識の影響因子	上澤 悦子	日本生殖看護学会誌, 7(1), 12-19.	2010
319	看護師の職場適応度測定尺度	看護師の職場適応度測定尺度の妥当性と信頼性	藤本 ひとみ	新田塚医療福祉センター雑誌, 7(1), 19-23.	2010
320	Caring Behaviors Assessment Tool 日本語版（CBA-J）	Caring Behaviors Assessment Tool 日本語版（CBA-J）の信頼性・妥当性と活用に関する研究　分娩期の女性のケアに焦点をあてて	佐原 玉恵	家族看護学研究, 15(3), 47-54.	2010

No.	尺度名	タイトル	著者	掲載誌	年
321	看護教育における批判的思考態度を測定する尺度	看護教育における批判的思考態度を測定する尺度の開発	常盤 文枝	日本看護学教育学会誌, 19(3), 83-84.	2010
322	看護学教員としての倫理的行動自己評価尺度	看護学教員としての倫理的行動自己評価尺度の開発	村上 みち子	看護教育学研究, 19(1), 35-45.	2010
323		回腸ストーマ造設者の適応に関連する要因	田中 結華	日本創傷・オストミー・失禁管理学会誌, 13(2), 26-33.	2010
324	新人看護師の職業性ストレス尺度	新人看護師の職業性ストレス尺度の開発	村上 美華	日本看護研究学会雑誌, 33(1), 133-139.	2010
325	在宅で生活する重症心身障害児の母親の体調に関する質問紙	在宅で生活する重症心身障害児の母親の体調に関する質問紙の開発	長谷 美智子	日本重症心身障害学会誌, 35(1), 143-150.	2010
326		三次救急医療に従事する看護師の看護経験と自殺未遂患者に対する態度との関連 尺度作成と信頼性・妥当性の検討	瓜崎 貴雄	自殺予防と危機介入, 30(1), 55-62.	2010
327	行政保健師の職業的アイデンティティ尺度	「行政保健師の職業的アイデンティティ尺度」の開発と関連要因の検討	根岸 薫	日本公衆衛生雑誌, 57(1), 27-38.	2010
328	失語症看護熟達度自己評価尺度	失語症看護熟達度自己評価尺度の信頼性と妥当性の検討	平木 由里	九州保健福祉大学研究紀要, 11, 141-146.	2010
329	看護師版対患者Under-Involvement尺度	看護師版対患者Under-Involvement尺度の開発と信頼性・妥当性の検討	牧野 耕次	人間看護学研究, 8, 1-8.	2010
330		看護大学生の自己教育力に関する研究 自己教育力の学年による違いと卒業後の進路決定	松澤 洋子	大阪市立大学看護学雑誌, 6, 19-26.	2010
331	日本語版「母親としての自信質問紙（Maternal confidence questionnaire）」	日本語版「母親としての自信質問紙（Maternal confidence questionnaire）」の信頼性妥当性の検討	小林 康江	山梨県母性衛生学会誌, 9(1), 34-40.	2010
332	訪問看護における摂食・嚥下障害看護の質評価指標改訂版	訪問看護における摂食・嚥下障害看護の質評価指標改訂版の妥当性と信頼性の検討	深田 順子	日本看護科学会誌, 30(1), 80-90.	2010
333	日本語版Everyday Stressors Index	日本語版Everyday Stressors Indexの作成と信頼性・妥当性の検討 1ヵ月健診における育児支援への実用化に向けて	武者 貴美子	母性衛生, 50(4), 594-601.	2010
334	Psychiatric Nurse Job Stressor Scale (PNJSS)	Psychiatric Nurse Job Stressor Scale (PNJSS)の開発 (Development of the Psychiatric Nurse Job Stressor Scale (PNJSS))(英語)	Yada Hironori	Psychiatry and Clinical Neurosciences, 65(6), 567-575.	2011
335	看護学生のための学習活動自己評価尺度―看護技術演習用―	看護学生のための学習活動自己評価尺度 - 看護技術演習用 - の開発	宮芝 智子	千葉看護学会誌, 17(2), 31-38.	2011
336		看護師長のQOLとその影響要因＜第2報＞	内海 文子	Quality of Life Journal, 12(1), 53-61.	2011
337		精神科看護師が感じるうつ病患者に対するかかわりにくさ 1年以内にうつ病看護経験がある精神科看護師の記述より	川合 文女	日本精神科看護学会誌, 54(3), 201-205.	2011
338		助産師の職業的アイデンティティに関連する要因	佐藤 美春	日本助産学会誌, 25(2), 171-180.	2011
339	学習ニードアセスメントツール―助産師用―	『学習ニードアセスメントツール - 助産師用 -』の開発 助産師のキャリア発達に向けた看護継続教育の提供	中山 登志子	日本看護研究学会雑誌, 34(5), 1-10.	2011
340	Mental Health—Related Self—Care Agency Scale (MH-SCA)日本語版	Mental Health-Related Self-Care Agency Scale (MH-SCA)日本語版の開発	糟谷 久美子	日本看護科学会誌, 31(4), 24-33.	2011

341	高齢者ケア施設における学際的チームアプローチ実践評価尺度	高齢者ケア施設における学際的チームアプローチ実践評価尺度の開発　信頼性・妥当性の検討	杉本 知子	日本看護科学会誌, 31(4), 14-23.	2011
342	精神科超長期入院患者の社会復帰援助レディネス尺度	精神科超長期入院患者の社会復帰援助レディネス尺度の検討　因子分析と信頼性の検証	松枝 美智子	福岡県立大学看護学研究紀要, 9(1), 1-10.	2011
343		訪問看護師による利用者を尊重した看護実践の評価	杉谷 栄美子	川崎医療福祉学会誌, 21(1), 135-144.	2011
344	長期入院統合失調症患者の苦悩評価尺度	長期入院統合失調症患者の苦悩評価尺度の作成とその信頼性・妥当性の検討	藤野 成美	日本看護研究学会雑誌, 34(4), 55-63.	2011
345	糖尿病セルフケア能力測定ツール（修正版）	糖尿病セルフケア能力測定ツール（修正版）の信頼性・妥当性の検討	清水 安子	日本糖尿病教育・看護学会誌, 15(2), 118-127.	2011
346	インシデントから学ぶ組織学習を支える態度・行動測定尺度	インシデントから学ぶ組織学習を支える態度・行動測定尺度の開発	佐々木 美奈子	日本看護管理学会誌, 15(1), 29-38.	2011
347	看護管理実践のための自己評価指標（MaIN）改訂版	看護管理実践のための自己評価指標（MaIN）改訂版の信頼性と妥当性の検討	奥 裕美	聖路加看護学会誌, 15(2), 16-25.	2011
348		総合病院における医療従事者のメンタルヘルスとレジリエンス（逆境からの回復力）（第2報）	井原 裕	メンタルヘルス岡本記念財団研究助成報告集, 22, 15-21.	2011
349	The Practice Environment Scale of the Nursing Work Index（PES-NWI）日本語版	病棟に勤務する看護職の就業継続意向と看護実践環境との関連　The Practice Environment Scale of the Nursing Work Index（PES-NWI）日本語版の応用	緒方 泰子	日本公衆衛生雑誌, 58(6), 409-419.	2011
350	勤務帯リーダー役割自己評価尺度	勤務帯リーダー役割自己評価尺度の開発	山品 晴美	看護教育学研究, 20(1), 19-29.	2011
351	初妊婦と実母との関係性尺度（Primigravida-Mother Relationship Scale）	初妊婦と実母との関係性尺度（Primigravida-Mother Relationship Scale）の開発と信頼性・妥当性の検討	岡山 久代	日本看護科学会誌, 31(1), 3-13.	2011
352	慢性期虚血性心疾患患者の自己管理行動評価尺度	慢性期虚血性心疾患患者の自己管理行動評価尺度の作成	大村 由紀美	日本循環器看護学会誌, 6(2), 19-27.	2011
353	看護師のスピリチュアルケア測定尺度	看護師のスピリチュアルケア測定尺度の開発	江口 富子	富山大学看護学会誌, 10(1), 15-27.	2011
354		介護予防システムを推進する保健師の活動　指標開発に向けた項目作成過程	吉田 礼維子	老年社会科学, 32(4), 443-452.	2011
355	看護師を対象としたATQ-R（Automatic Thoughts Questionnaire-Revised）短縮版	看護師を対象としたATQ-R（Automatic Thoughts Questionnaire-Revised）短縮版作成と信頼性・妥当性の検討	大植 崇	広島大学保健学ジャーナル, 11(1), 20-28.	2012
356	認知症を有する人の退院支援ニーズ評価尺度	認知症を有する人の退院支援ニーズ評価尺度の開発とその信頼性・妥当性の検討	瀧上 恵子	日本地域看護学会誌, 15(2), 18-26.	2012
357	看護学生の禁煙支援力尺度	看護学生の禁煙支援力尺度の開発	上原 佳子	福井大学医学部研究雑誌, 13(1-2), 19-29.	2012
358	食道発声法訓練中の患者のストレス・コーピング，およびコミットメントに関する尺度	食道発声法訓練中の患者のストレス・コーピング，およびコミットメントに関する尺度の開発	南川 雅子	帝京大学医療技術学部看護学科紀要, 3, 69-83.	2012
359	授乳期の乳腺炎診断アセスメントツール	授乳期の乳腺炎診断アセスメントツールの開発　信頼性と妥当性の検討	長田 知恵子（静岡県立大学）	日本助産学会誌, 26(2), 179-189.	2012

No.	尺度名	タイトル	著者	掲載誌	年
360	妊娠期の妻への夫の関わり満足感尺度	夫婦の認識から捉えた「妊娠期の妻への夫の関わり満足感尺度」の作成　因子的妥当性による質問項目の選定	中島 久美子	日本助産学会誌, 26(2), 166-178.	2012
361	血液透析患者の水分管理の自己効力尺度	「血液透析患者の水分管理の自己効力尺度」の開発　信頼性と妥当性の検討	榊 みのり	日本透析医学会雑誌, 45(11), 1045-1053.	2012
362	入院患者態度に関するpatient role scale	入院患者態度に関するpatient role scale の開発 (Development of the inpatient attitudes towards the patient role scale)（英語）	Yamaguchi Takako	Japan Journal of Nursing Science, 9(1), 88-100.	2012
363	看護師の安全行動遂行度測定尺度	看護師の安全行動遂行度測定尺度の開発の試み	藤本 ひとみ	新田塚医療福祉センター雑誌, 9(1), 35-40.	2012
364	看護学生の月経時のセルフケア測定尺度	看護学生の月経時のセルフケア測定尺度作成の試み	山内 弘子	新田塚医療福祉センター雑誌, 9(1), 29-33.	2012
365	親の子どもに対する「愛着-養育バランス」尺度	母親の子どもに対する「愛着-養育バランス」尺度の開発（第2報）　尺度としての信頼性と妥当性	武田 江里子	日本看護科学会誌, 32(4), 22-31.	2012
366		看護職者の患者指導に関する研究　指導技術評価項目の抽出	一戸 とも子	保健科学研究, 2, 85-95.	2012
367	Behavioral Inventory for Professionalism in Nursing（BIPN）日本語版	Behavioral Inventory for Professionalism in Nursing（BIPN）日本語版の信頼性と妥当性の検証 (Reliability and Validity of the Japanese Version of the Behavioral Inventory for Professionalism in Nursing)（英語）	田中 理子	インターナショナルNursing Care Research, 11(3), 21-29.	2012
368	日本語版 Attitudes toward Health Care Teams Scale	日本語版 Attitudes toward Health Care Teams Scale の信頼性・妥当性の検証	山本 武志	保健医療福祉連携, 5(1), 21-27.	2012
369	高齢者における日本語版UCLA孤独感尺度（第3版）	高齢者における日本語版UCLA孤独感尺度（第3版）の開発とその信頼性・妥当性の検討	舛田 ゆづり	日本地域看護学会誌, 15(1), 25-32.	2012
370	乳がん患者の手術決定に伴う葛藤を測定するDecisional Conflict Scale 日本語版	乳がん患者の手術決定に伴う葛藤を測定するDecisional Conflict Scale 日本語版作成の試み	山田 紋子	北里看護学誌, 14(1), 12-20.	2012
371	病棟看護師の集団凝集性尺度	『病棟看護師の集団凝集性尺度』の開発	工藤 みき子	北里看護学誌, 14(1), 1-11.	2012
372	地域高齢者における保健行動に関連した自己制御尺度	地域高齢者における保健行動に関連した自己制御尺度の開発	深田 順子	日本看護科学会誌, 32(3), 85-95.	2012
373	皮膚・排泄ケア認定看護師が褥瘡管理体制を組織化するための調整力自己評価尺度	皮膚・排泄ケア認定看護師が褥瘡管理体制を組織化するための調整力自己評価尺度開発における初期的研究　質的帰納的研究成果に基づいた尺度項目の信頼性と妥当性の検証	西澤 知江	日本創傷・オストミー・失禁管理学会誌, 15(4), 282-291.	2012
374	看護師におけるメンタリング機能尺度	看護師におけるメンタリング機能尺度の開発と信頼性・因子的妥当性の検証	妹尾 鮎美	日本看護研究学会雑誌, 35(2), 55-61.	2012
375	日本語修正版 Problem Solving Inventory	日本語修正版 Problem Solving Inventory の信頼性・妥当性の検討	分島 るり子	医学と生物学, 156(6), 355-362.	2012
376	排卵誘発剤の在宅自己注射を行う女性の自己管理状況を測定する質問紙	排卵誘発剤の在宅自己注射を行う女性の自己管理状況を測定する質問紙の開発	森 明子	日本生殖看護学会誌, 9(1), 23-28.	2012
377	新人看護師レジリエンス尺度	新人看護師レジリエンス尺度作成の試み	平野 美樹子	日本赤十字看護学会誌, 12(1), 37-42.	2012
378		介護予防システムを推進する保健師の活動指標の開発	吉田 礼維子	日本地域看護学会誌, 14(2), 5-13.	2012

379		冠動脈バイパス術患者のセルフケアに関する測定用具の作成	緒方 久美子	大阪府立大学看護学部紀要, 18(1), 1-9.	2012
380	看護基礎教育修了時における看護実践能力の尺度	看護基礎教育修了時における看護実践能力の尺度開発	鈴木 琴江	日本看護学教育学会誌, 21(3), 13-23.	2012
381	FFS（家族機能尺度）日本語版	FFS（家族機能尺度）日本語版の開発　養育期の家族を対象とした信頼性と妥当性の検討	神崎 光子	日本看護科学会誌, 32(1), 50-58.	2012
382	母親の子どもに対する「愛着-養育バランス」尺度	母親の子どもに対する「愛着-養育バランス」尺度の開発（第1報）　母親から子どもへの「愛着」「養育」の構成因子の抽出	武田 江里子	日本看護科学会誌, 32(1), 30-39.	2012
383	療養の場を問わず使用できる病気の不確かさ尺度	療養の場を問わず使用できる病気の不確かさ尺度の開発	野川 道子	日本看護科学会誌, 32(1), 3-11.	2012
384	改訂道徳的感受性質問紙日本語版（J-MSQ）	改訂道徳的感受性質問紙日本語版（J-MSQ）の開発と検証（第1報）	前田 樹海	日本看護倫理学会誌, 4(1), 32-37.	2012
385	終末期患者支援認知行動尺度	医療従事者の「終末期患者支援認知行動尺度」の開発　看護職を対象とした検討	佐藤 菜保子	心身医学, 52(1), 45-53.	2012
386	医療事故当事者（看護職者）の医療事故経験による安全学習尺度（Medical Safety Learning Scale）	医療事故当事者（看護職者）の医療事故経験による安全学習尺度（Medical Safety Learning Scale）　交差妥当性と心理的ダメージの経時的変化との関連	林 千加子	医療の質・安全学会誌, 8(1), 1-24.	2013
387	臨地実習自己効力感尺度	看護学生を対象とした臨地実習自己効力感尺度の作成と評価	谷山 牧	日本看護学教育学会誌, 22(3), 13-22.	2013
388	臨地実習での看護過程教授活動自己評価スケール	臨地実習での看護過程教授活動自己評価スケールの作成	酒井 志保	日本赤十字看護学会誌, 13(1), 1-9	2013

【著者紹介】

久田　満（ひさた・みつる）
現職：上智大学総合人間科学部心理学科・教授
略歴：1981年上智大学文学部心理学科卒業
　　　1988年慶應義塾大学大学院社会学研究科博士課程満期退学
　　　博士（医学）（東京大学）
　　　東京大学医学部健康科学・看護学科助手
　　　東京女子医科大学看護学部助教授，同教授などを歴任。
　　　2005年より現職。
専門：コミュニティ心理学，医療心理学，サイコオンコロジー

北　素子（きた・もとこ）
現職：東京慈恵会医科大学医学部看護学科・教授
略歴：1995年立命館大学文学部人文学科卒業
　　　2001年日本赤十字看護大学大学院看護学研究科博士後期課程修了
　　　博士（看護学）(日本赤十字看護大学)
　　　東京女子医科大学看護学部助手
　　　東京医療保健大学医療保健学部看護学科准教授などを歴任。
　　　2010年より現職。
専門：老年看護学，在宅看護学

谷口千絵（たにぐち・ちえ）
現職：神奈川県立保健福祉大学保健福祉学部看護学科・教授
略歴：1992年日本赤十字看護大学看護学部卒業
　　　2002年東京医科歯科大学大学院医学系研究科保健衛生学（看護）専攻博士後期課程修了
　　　博士（看護学）（東京医科歯科大学）
　　　東京女子医科大学看護学部助手
　　　東京都立保健科学大学保健科学部看護学科講師
　　　首都大学東京健康福祉学部看護学科准教授
　　　日本赤十字看護大学准教授などを歴任。
　　　2014年より現職。
専門：助産学，母性看護学

看護に活かす心理尺度
その選び方・使い方

2015 年 3 月 20 日　初版第 1 刷発行　（定価はカヴァーに表示してあります）

著　者　久田　満
　　　　北　素子
　　　　谷口千絵
発行者　中西健夫
発行所　株式会社ナカニシヤ出版
　　　　〒606-8161　京都市左京区一乗寺木ノ本町 15 番地
　　　　　　　　　　Telephone　075-723-0111
　　　　　　　　　　Facsimile　 075-723-0095
　　　　　　　Website　http://www.nakanishiya.co.jp/
　　　　　　　E-mail　 iihon-ippai@nakanishiya.co.jp
　　　　　　　　郵便振替　01030-0-13128

装幀＝白沢　正／印刷・製本＝ファインワークス
Copyright © 2015 by M. Hisata, M. Kita, and C. Taniguchi.
Psychological scales for nursing practitioners and researchers.
What to choose and how to use.
Printed in Japan.
ISBN978-4-7795-0948-3 C3047

本書のコピー，スキャン，デジタル化等の無断複製は著作権法上での例外を除き禁じられています。本書を代行業者等の第三者に依頼してスキャンやデジタル化することはたとえ個人や家庭内の利用であっても著作権法上認められておりません。

看護心理学
看護に大切な心理学

鋤柄増根 編

看護には「行動の変化がこころの変化へつながる」ことの理解が欠かせない。本書では「行動の制御と変化」がわかる学習心理学を中心に，チーム医療やストレス対処に役立つ心理学を実践に即して解説する。

B5判 168頁 本体2400円+税

在宅看護学講座

スーディ神崎和代 編

在宅看護の歴史や定義・倫理などの基礎知識から，慢性疾患や難病・認知症・小児などの在宅療養者に対する訪問看護の方法，感染管理やリスクマネジメント・質の改善まで，幅広い内容を経験にもとづき具体的に解説。

B5判 340頁 本体2800円+税

ヒューマンケアと看護学

清水裕子 編

ヒューマンケアを特定の対象，疾病，領域に特定されない横断的な要素として，ライフサイクルを意識しながら，ケアの対象である人間の尊厳とケア行動について丁寧に解説。さまざまな看護実践に活用可能な枠組みを提供する。

B5判 208頁 本体2800円+税

看護に活かすカウンセリングⅠ
コミュニケーション・スキル―対象の生き方を尊重した健康支援のためのアプローチ

伊藤まゆみ 編

ケア対象との人間関係の築き方や，対象のとらえている問題の意識化とその支援などに役立つ，カウンセリング技法を活用したコミュニケーション・スキルを理論編と実践編から具体的に解説。看護研修にも最適。

A5判 166頁 本体2500円+税

テキストマイニングで広がる看護の世界

服部兼敏 著

集めたアンケートやインタビューをどう分析したらいいの？ 膨大な文字データから有益な情報を抽出するテキストマイニングの実践を手ほどきする絶好の入門！ 本格的テキストマイニングツールの付録CD-ROM付。

B5判 216頁 本体3500円+税

グラウンデッド・セオリーの構築
社会構成主義からの挑戦

キャシー・シャーマズ 著
抱井尚子・末田清子 監訳

多様な展開のみられるグラウンデッド・セオリー・アプローチのなかで，もっともフィールドに根ざしているといえる社会構成主義版グラウンデッド・セオリーを初学者でもわかるよう生き生きと解説。

B5判 229頁 本体2900円+税

看護のための人間科学を求めて

楽学舎 編

共同的実践によってつくられる，共同的実践のための科学が人間科学である。「外界と内界を区別する」認識の常識から自らを解放し，研究者・現場当事者と対象との溶け合いの中から紡ぎ出される人間科学への理解を深める。

A5判 144頁 本体2000円+税

病気の子どもの心理社会的支援入門 [第2版]
医療保育・病弱教育・医療ソーシャルワーク・心理臨床を学ぶ人に

谷川弘治・駒松仁子・松浦和代・夏路瑞穂 編

専門知識から支援の全体像までわかり易く解説した好評テキストの改訂版。医療供給システムの変化や心理社会的支援を行う専門職に関する新たな動向，コミュニティ，ボランティア，臨床心理士などに関する解説を追加。

A5判 324頁 本体3200円+税

看護と保育のためのコミュニケーション

坂口哲司 著

人間関係の最前線で，またさまざまなコミュニケーションのギャップの中で，対人関係の仲介者としての調整役をこなすためのノウハウを集めた。さまざまな局面ごとに問題点を摘出し，理論的・技法的に対応策を提供する。

A5判 176頁 本体2000円+税

対人援助職のためのリスニング
カウンセリングの基本となる聞き方

中島暢美 著

〈受容と共感〉の前に必要なこと——あなたは人の話を本当に聞けていますか。保育士や看護師，社会福祉士をはじめ対人援助に関わる人に向け，支援の第一歩となる「リスニング」の技術を事例を取り入れながらわかりやすく解説する。

四六判 194頁 本体2200円+税

人間関係トレーニング
私を育てる教育への人間学的アプローチ

津村俊充・山口真人 編

人間関係を教育・訓練する体験学習をわかりやすく解説する大ベストセラーの改訂版。自殺やひきこもりの増加など様々な問題が深刻化する中，地域社会の支援活動や学校教育における人間関係トレーニングなど，現代社会のニーズに対応。

B5判 206頁 本体2200円+税

学生と考える生命倫理

金子章道・金内雅夫・河野由美 編

理学療法士，看護師，教師など人と関わる職業やいのちと向き合う仕事に就く学生を対象に，生殖医療，遺伝子操作，児童虐待など社会の様々な課題の中で遭遇する生命倫理の問題を取り上げ，いのちの尊さを考える。

A5判 240頁 本体2000円+税